腸を診る医学

コロナに必要なのは東洋医学の「調整力」!?

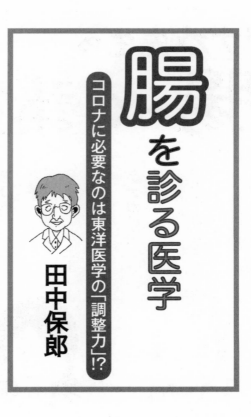

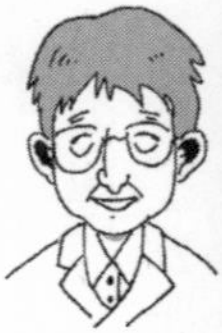

田中保郎

山中企画

タナカ先生の腸づくり講座

ちひろ
20歳
医学の知識は
ほぼない女子大生

タナカ先生
78歳
長崎在住
腸のオーソリティ
にして、
東洋医学医師

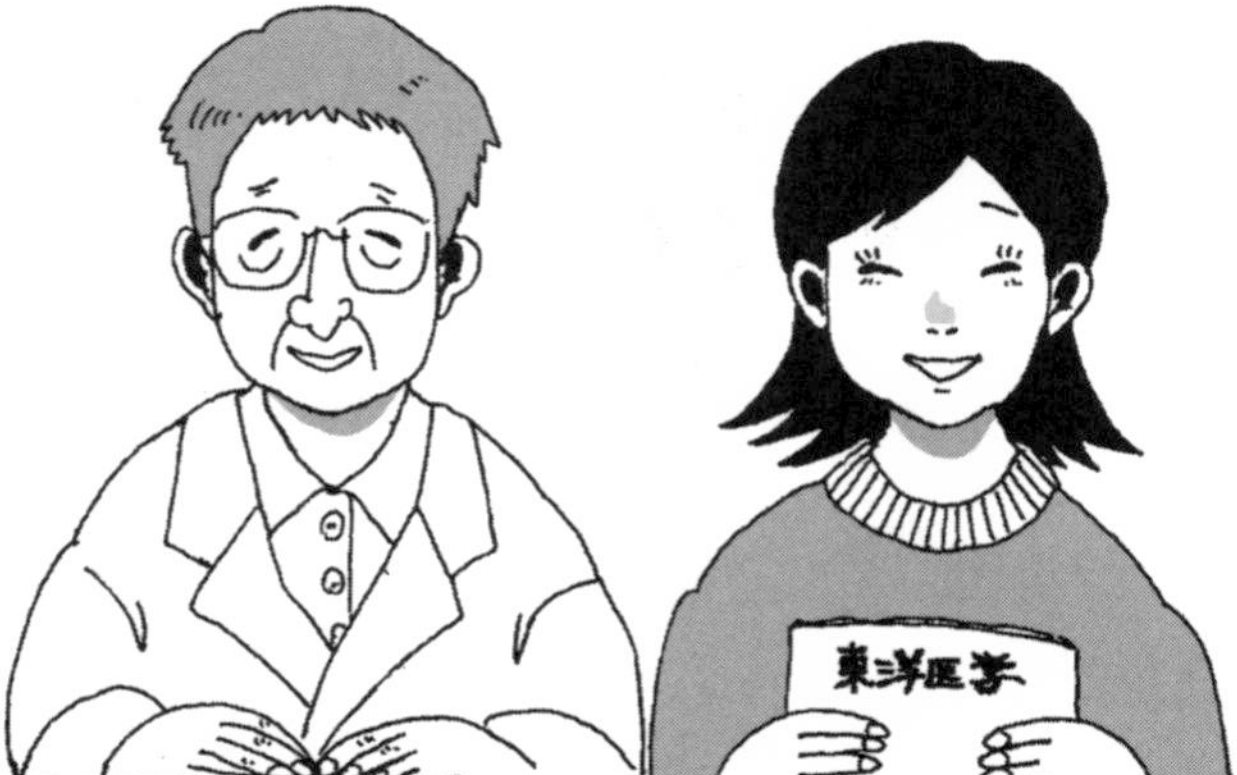

① ワクチンって本当にコロナに効くの?

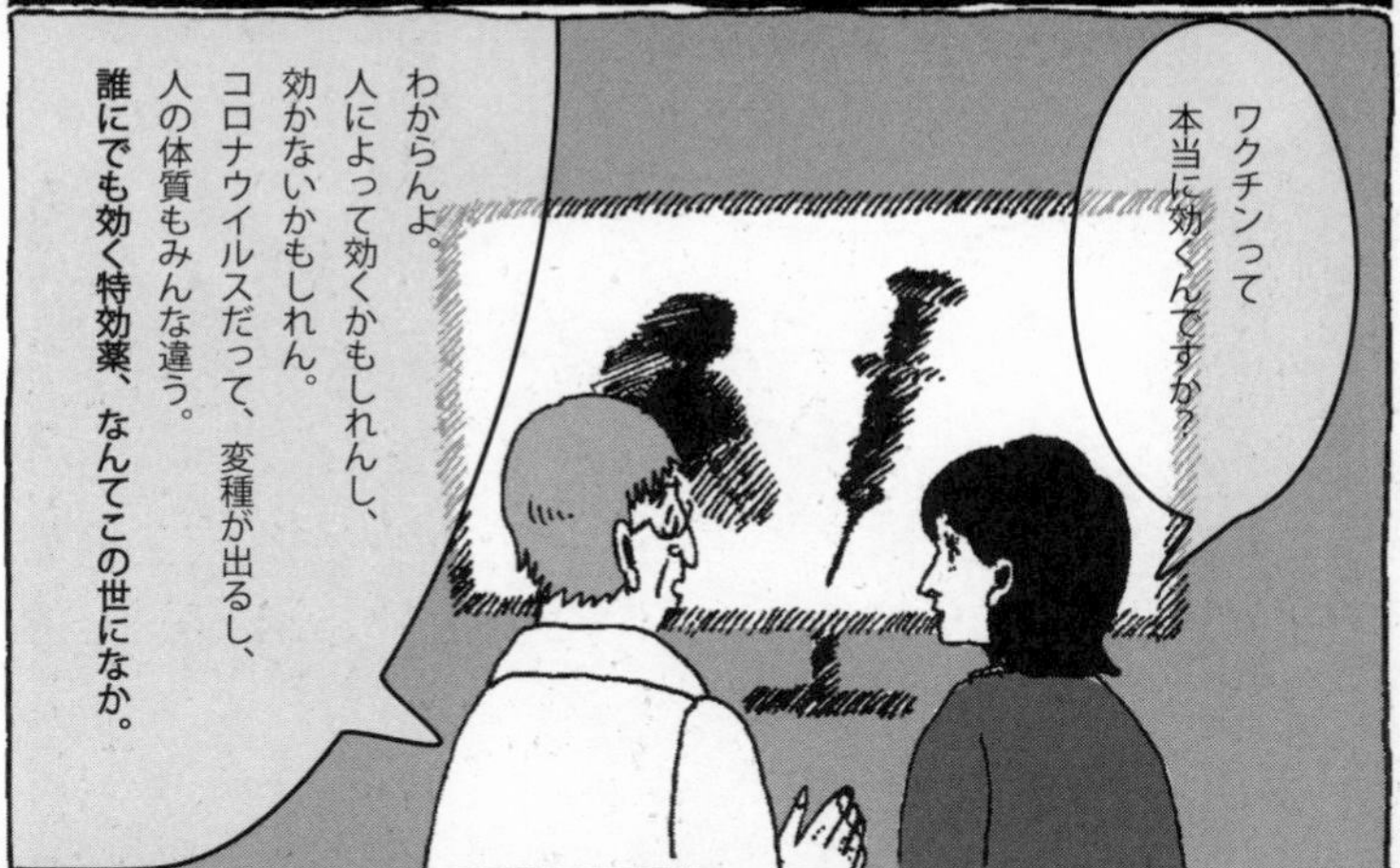
ワクチンって本当に効くんですか?

わからんよ。人によって効くかもしれんし、効かないかもしれん。コロナウイルスだって、変種が出るし、人の体質もみんな違う。**誰にでも効く特効薬、なんてこの世になか。**

じゃぁどうやって**コロナをやっつけたら…?**

やっつけるんじゃなか。**共存**する。

「東洋医学」では、その方法がある。

東洋医学では、
喉から肛門までの腸管を、
こう3分割して考える。
「表」が熱っぽいのに
「裏」が冷えていたり
アンバランスになると、
ウイルスが侵入してきても
抵抗できん。
表
半表半裏
裏
これは「熱中症」の症状だが、
コロナの死亡例も、
このアンバランスから
生まれることが多い。
それが理解されないから、
体表の熱に気が取られ、
体の奥の冷えに気が付かないため、
症状が悪化するたい。

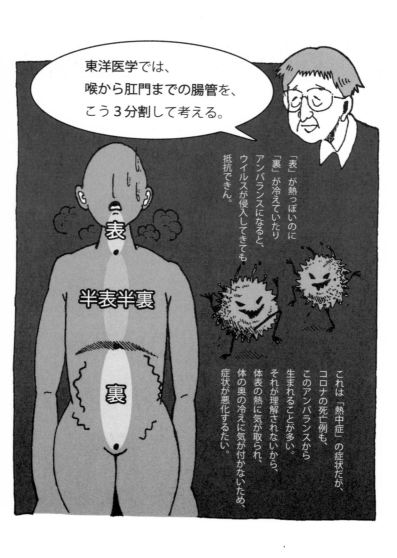

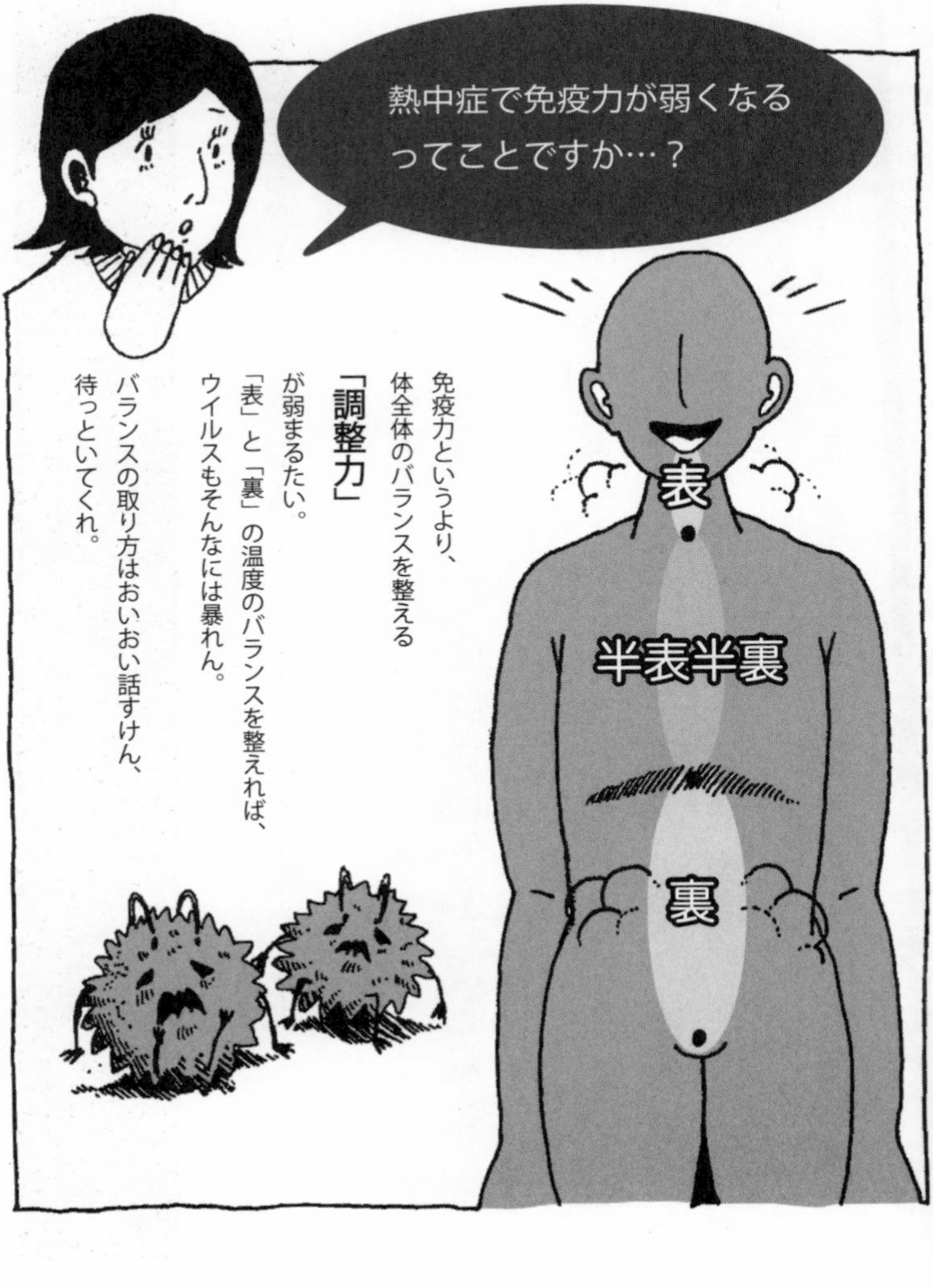

熱中症で免疫力が弱くなるってことですか…？
免疫力というより、
体全体のバランスを整える
「調整力」
が弱まるたい。
「表」と「裏」の温度のバランスを整えれば、
ウイルスもそんなには暴れん。
バランスの取り方はおいおい話すけん、
待っといてくれ。
表
半表半裏
裏

まえがき

形を変えるウイルスには「ワクチン」より「東洋医学」を！

２００５年、私は『東洋医学考根論』という本を出しました。

そこで、人間の体の中でも最も大切なモノは、植物の「根っこ」に当たる腸だと書きました。

私が趣味としていた盆栽の経験、さらに動物の発生学で哺乳動物は口と腸管だけの腔腸動物から進化している事から考え、腸は植物の「根っこ」に当たり、腸こそが、長年、人体の中でも大切だと思われていた脳を超える存在である、と説いたのです。つまり、「脳よりも腸が重要である」と。

また、植物にたとえるなら、花や葉が枯れかけたら、その花や葉っぱを治療しようとするのが西洋医学であり、もとになる「根っこ」を治療して、体質そのものを改善しようとするのが東洋医学だ、ということも書きました。

それから15年の歳月がすぎました。

当初、私の「脳よりも腸が大事」との考えは、「所詮、長崎のイナカ医者が、なんかへんな事を言ってる」と世の中の人たちにはほぼ相手にされなかったのが、特にここ数年で、だいぶ潮目は変わってきています。ＮＨＫで「腸内フローラ」に関する特集番組が放送されたり、腸が人の心を元気にするセロトニンの多くを生み出しているのが浸透して、あながち、「脳よりも腸」は間違っていないのだ、と認識する方々が増えて来たのです。

しかしその一方で、東洋医学の素晴らしさについては、まだまだ浸透したとは言えません。

たとえばコロナ問題でも、東洋医学の知識を持ち、それを利用していれば、だいぶ違った様相を見せたと思います。

西洋医学においては、口から肛門までの腸管は、一つの管です。しかし、東洋医学では、喉までを「表（ひょう）」、喉から横隔膜までを「半表半裏（はんぴょうはんり）」と言い、横隔膜から下部を「裏（り）」と言います。

この区分で初めて「熱中症」が理解出来るのです。

熱中症は表に熱で、裏に冷えがある状態を言います。体全体が熱する日射病や熱射病、あるいは脱水症とは違うのです。この「表」「裏」のアンバランスが健康を大きく損ない、風邪やインフルエンザなどの感染症の症状も悪化させるのです。

ですから、東洋医学の視点から見れば、いたずらにワクチン（私の西洋医学の知識では、形をコロコロ変えるウイルスにはワクチンは出来ないと考える）開発に走るのではなく、まず「表」と「裏」の温度差に着目して、「裏」を温めることでその差を埋めれば、コロナウイルスは今ほど怖い存在ではなくなるのです。

現に、中国や台湾、韓国といった東洋医学の知識を持つ国々は、欧米ほどコロナの重症化の確率は少ない。

なぜ、そうした東洋医学の視点に目を向けず、相変わらず西洋医学一辺倒の治療ばかりが続くのか？　不思議で仕方がありません。何も私は東洋医学がすべて西洋医学よりも優れているると主張しているのではない。救急治療などは西洋医学の方が進んでいるのは認めます。ですが、今のように、すべては西洋医学の方が優れている、という考え方が一般的な現状は、ぜひ変わってほしい。

私は、改めて『東洋医学考根論』の改訂版を書き、「腸」の大切さを再確認しつつ、東洋医学の素晴らしさをもう一度訴え直したい、と思いました。

15年間の中で、新たにわかったこと、考え方で生じた変化などについても書き加えるつもりです。

私の「東洋医学考根論」をより多くの方に理解していただき、心身の健康のために役立てていただくのが、私の生涯の望みです。

腸を診る医学＊目次

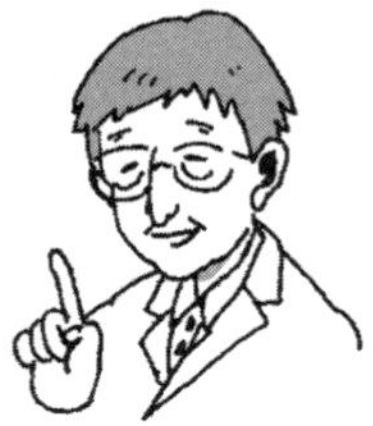

まえがき……6
第一章　東洋医学とはなにか？……12
第二章　腸と腸内細菌……32
第三章　基底顆粒細胞……54
第四章　人は腸で考える……70
第五章　三つ子の魂百まで・・・健康な「腸」は3歳までに作られる……90
第六章　漢方薬の効能と問題点……110

第七章　日常で欠かせない腸内細菌と基底顆粒細胞のケア……134
第八章　これからの医療と東洋医学……156
おわりに……178

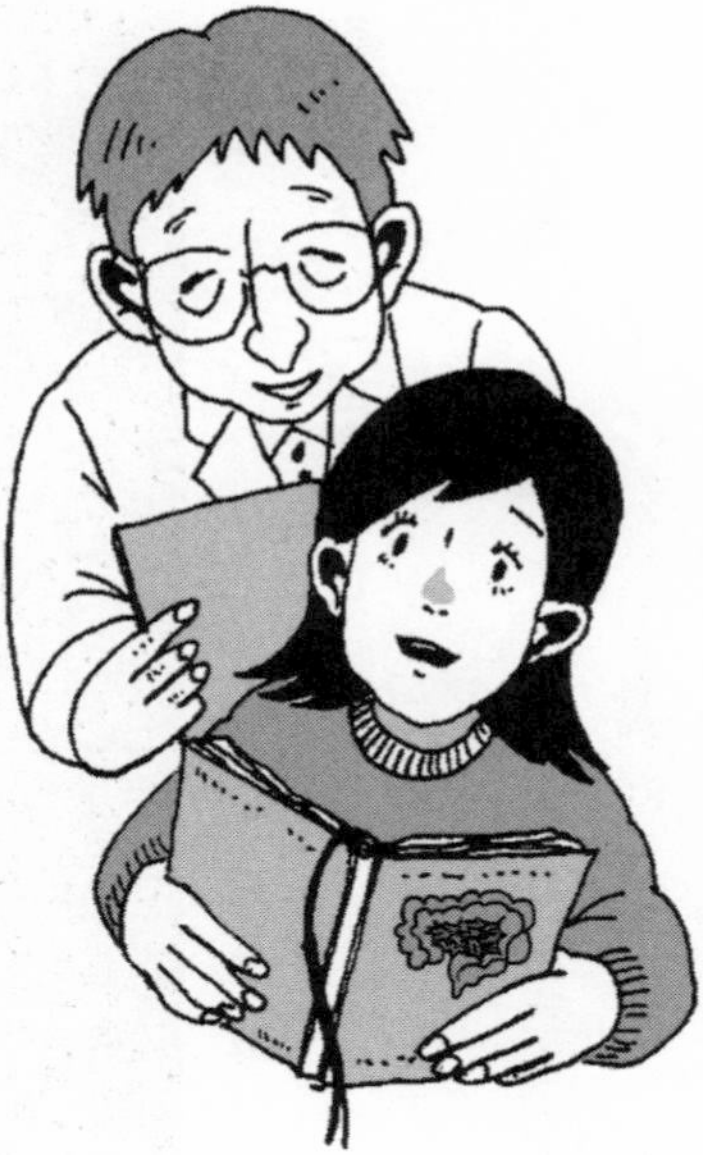

〇イラスト＊アメ リンゴ

第一章　東洋医学とはなにか？

東洋医学と「哲学」

人間は動物です。しかし、その仕組みは植物と同じで、「人間は植物です」と考えるのが「哲学」です。この哲学があれば、植物の根と動物の腸管が同じと考えつくのです。

ピンときませんか？　まあ、おいおい、わかってもらえればいい。

とりあえず、これから、東洋医学のもつ「哲学」について語りたいと思います。「哲学」というと、いささか難しく感じられるかもしれませんが、要するに、「人間のこころと体はどんな仕組みなのか？」、「医師はその仕組みに合わせてどういう治療をしていったらいいのか？」という問いに対する、根本的な回答ととらえるべきでしょうか。

医療の全体を貫く基本的スタンスと解釈してもいいかもしれません。

当然、西洋医学にも「哲学」はあるとしても、私は、より東洋医学の「哲学」に親近感を感じますし、それをより多く知ってもらおうと考えています。

ではいったい、その東洋医学の「哲学」ってどんなものなのか？


ここで、いきなり二人の西洋の哲学者に登場してもらいましょう。

え？　と読んでいる皆さんは驚かれるかもしれませんね。東洋医学、と繰り返してきたのに、突然、西洋なのですから。しかし、なぜかこの二人の言葉が東洋医学の「哲学」を端的にとらえているのです。まず、一人目の言葉、

「全ての病気は腸で始まる」（All disease　begin in the gut）

私が言ったわけではありませんよ。

なんと、言ったのは紀元前5世紀の古代ギリシャに生まれ、西洋医学のもとを築いたとされる「医聖」ヒポクラテスなのです。

彼はすでに腸の大切さを誰よりも先に気付いていたのですね。

二人目の言葉、

「人間は考える葦である」

言ったのはフランスの17世紀の哲学者・パスカル。彼は、人間を「葦」、つまり「植物」ととらえた。要するに「人間は植物である」と彼は説くのです。植物が病んだら、どこに原因を求めるか？　私ならば「根っこ」に求める。栄養分や水分を吸収する「根っこ」は、人間の体ならば「腸管」です。

はからずも西洋の二大哲学者が、「病気の原因は腸」と言っているのです。

不思議ですね。なぜこの考え方が西洋医学で定着しなかったのか。

中国では、今から2千年前くらいにすでに一つの「哲学書」が生まれています。『黄帝内経（こうていだいけい）』です。そこで説かれている教えが、

「治病必求於本」

病気を治すなら、その人間の本質、いわば体質そのものを改善させるべし、というのです。

しかも、その結論に至るまでに、中国では千年以上にわたる長い論争が続けられていました。頭が痛ければ頭痛薬、下痢をしたら下痢止めの薬、といった、病状に合わせて

の治療が続けられてきたけれど、それだけではどうしても治しきれない病気があまりにも多い。

いったいどうしたらいいのか？　となった時に、生まれたのが「治病必求於本」でした。目先の病状にばかり目を奪われるのではなく、体が健康を失った原因、「根っこ」を診ろ、なのです。

この「根っこ」に当たるものを、私は「腸」ないし「腸管」ととらえています。日本においても、その「根っこ」の重要性を訴えた江戸時代の医師がおります。漢方医・吉益東洞です。彼いわく、

「万病は腹に根ざす。これをもって病を診るには、必ず腹を窺う」

お腹を整えれば、万病は治し得る、と唱えているのです。

ちょっとした驚きですね。紀元前5世紀のギリシャ人・ヒポクラテスと18世紀の日本人・吉益東洞が、ほぼ同じことを語っている。

東洋医学は、コロナとは闘わない

改めて、簡単に、東洋医学と西洋医学の「哲学」の違いについて確認しておきましょう。再び、人間の体を「植物」として見たたとえになります。

かりに花に異常が見られれば、その花を治そうとするのが西洋医学の「対症療法」。それに対して、花ではなく、根っこや土の状態をみて治そうとするのが東洋医学の「対証療法」。

そこには、もっと根本的な、人体に対する捉え方の違いもあるのです。西洋式では、どうしても人間の体の各部分を、ちょうど機械の部品のように考え、うまく動かなくなったら部品交換していこう、という考え方が根本にあります。だから臓器移植なども発達しました。

対して、東洋医学では、体はすべて連動していて、全体のバランスが崩れるからこそ、個々に様々なトラブルが生じる、と考えるのです。

まさにそこが「哲学」の違いです。

実例をあげておきましょう。たとえばあなたが鼻炎だとしたら、何科の病院に行きますか？　おそらく耳鼻科でしょう。鼻を治すために、鼻を診るお医者さんに行く。これが西洋医学での普通の発想です。もちろんその治療で治るケースもある。でも、治らないとしたら？　体質そのものに問題があると考える。私なら、その体質を生み出す根っこにあたる「腸」を診ます。

鼻炎なのに腸？　おかしいんじゃないの？　と感じたとしたら、それは西洋医学の「対症療法」のみが正しい、と教育で刷り込まれてしまったからです。

ヘンですね。西洋医学の祖ともいえるヒポクラテスですら、「万病の始まりは腸」といっているのに。いつの間にか、その言葉は忘れ去られてしまって、花が萎れていれば花、葉っぱが枯れそうなら葉っぱを診る医学が主流になってしまいました。

治療法においても、西洋医学と東洋医学とは、根本的に異なってしまいました。

例として、やはり今、喫緊の課題となっている感染症についてみていきましょう。

西洋医学は、目先の病原菌と闘い、勝利するのを目指します。ですから処方するものというと抗ウイルス剤、抗ヒスタミン剤、抗生物質などを投与して、菌を叩きつぶそうとします。一方で、東洋医学は、闘うよりも前に、症状の原因となる体質そのものを見つけ出し、体のバランスを整えて健康な状態に戻そうとします。菌を叩くのではなく、無害な形での「共存」を目指すのです。

発熱についても、まったく違います。西洋医学なら、まずは解熱剤。無理にでも熱を下げようとする。東洋医学は、前にも書いた通り、たとえ高熱でも寒気をともなうとしたら、体の「表」は熱く、「裏」は冷えていると判断。解熱剤の投与は、「裏」をさらに冷やして症状を悪化させる危険性があるとみて、止めることもあります。漢方薬でいえば、同じ風邪などのウイルス感染でも、もともと喉頭などの「表」が冷えていれば「葛根湯」などで温め、気管支などの「半表半裏」が問題ならば「柴胡剤」などで冷やし、腸などの「裏」の問題ならば「人参養栄湯」などで温める、などと、有効と思えるものは違っていきます。それも、あくまで「あなたの体質ならこれがいいかもしれない」くらいのもので、決して「これでなきゃダメ」ではありません。

で、体のバランスを整える「根っこ」がお腹、特に腸管、ないしは腸だと考えて、その状態の改善をはかるのです。

コロナウイルスに関しても、WHO（世界保健機構）を含めた西洋医学の人たちは、全人類あげてコロナと闘って勝つか、あるいは克服するのを大前提の目標としています。だからワクチン開発に血道を上げている。

そんなに、誰にも彼にもみんなに効く「特効薬」なんて、あるはずがない。体質はみんな違うんです。だからこそ逆に、インフルエンザワクチンを接種したら、その影響で持病が悪化して亡くなっちゃった、というような人が出たりする。

一人一人の体質の違い、を大前提にして、治療をしていくしかないのです。

東洋医学は、コロナとは闘わない。それも外部から入り込んでくる異分子の一つとしてあえて取り込みながら、極力、悪影響が出ないように、体のバランス全体を整えていくのです。「闘う」のではなく「調整する」のです。

腹診というアプローチ

ではいったい東洋医学は、どのように患者さんを診て、治療していくのか？

様々なアプローチ法があります。

よく知られているのが、「脈診」と「舌診」です。脈診は、患者さんの脈に触れ、脈拍の強さや数、浮き沈みなどをチェックすることで、体のバランスの崩れを診察していく方法です。

舌診は、患者さんの舌の色や大きさ、厚さ、状態を診ることで、体内の情報を得ていく方法です。

ともに中国発祥の医学、「中医学」では最もポピュラーなやり方です。それに、医師が患者さんとの会話で症状を聞く「問診」も含めた三つが、主な診察法になります。

ですが、私は脈診や舌診の方法はとりませんでした。

体の中で、最も根幹に当たる部分が「お腹」、それも、腸を中心とした腸管であるのに気付いてしまったからです。ここでいう腸管とは、大腸、小腸のみならず、口から肛門まで続く消化器全体と考えていただいてけっこうですが、そこにこそ、患者さんの体の状態を知らせる情報がつまっているとわかったのです。

さっそく始めたのが、お腹を触ってみて、症状を感じ取る。「腹診」です。20年ほど前のことです。

ヒントは、当時凝っていた盆栽でした。盆栽も、たとえ枝や葉が病んでも、一番重視するのは根っこや土の状態です。そこをしっかり診た上で、対策を考える。人間の体も同じだとしたら、まずお腹を診るのがいいだろう、と発想しました。

やがて、前にも出た吉益東洞の「万病は腹に根ざす」という一言との出会いで、その方向性が間違っていなかったのを確信しました。

「腹診」自体は、別に東洋医学だけで行われていたものではありません。西洋医学の世界でも、患者さんの腹部を触って腫瘍はないか、とか、腹水はたまっていないかなどを診るのは普通にありました。ただし、今はそうした診察の多くはレントゲンやＣＴスキャン、ＭＲＩなどに取って代わられてしまいましたが。

私は、こういう、直接、患者さんに触れる触診がどんどん検査機器に変わっていくことには大いに不満はありますが、ま、それについては長々と語るのはやめておくとして……。

東洋医学における「腹診」は西洋医学におけるそれとは、まったく意味が違います。西洋医学では、ただ単に腹部に何らかのトラブルがあるかを診るだけなのに対して、東洋医学のそれは、お腹の状態を通して、体全体の情報を得ようとする手段なのです。まったく重みが違う。

しかし、本来は東洋医学の本場のはずの中国、それにインドでも、腹診はあまり行われてきませんでした。中国人にとっては、仰向けになって相手にお腹を見せるのは、「あなたに服従しました」という屈辱的なポーズだったらしい。また、インドのカーストでは、医師は奴隷のすぐ上のとても低い身分で、お殿様の腹部を診せていただく事は不可能でした。

だから、それに抵抗がなかった日本でこそ発達していったのです。東洋医学と言っても、すべてが中国やインドからの直輸入ではなく、日本国内で改良も加えられていったのですね。その推進者の一人が、「万病は腹に根ざす」と言い切った吉益東洞であったのです。東洞は理論家であるとともに、実際に患者さんの治療も手掛けた「臨床医」でもありました。数多くの症例を見て来た末の言葉なのだから、それは信用できます。

とはいえ、中国から伝わった「治病必求於本」から離れていったわけではありません。私も、お腹にこそ「求める本質」がある、と見極めて、患者さんがたとえ頭が痛いと訴えても、鼻水が止まらなくて困ると訴えても、頭や鼻よりもまずお腹を診ました。

最初は、患者さんにけげんな顔をされました。なぜ頭が痛いのにお腹を診るのか、とか。「頭なら頭」「鼻なら鼻」の西洋医学的な思考が皆さんに沁みついているのですから。

としたら、結果で証明していくしかない。

アトピー、アレルギーといった症状などは非常に顕著でした。鼻が詰まる、体がかゆいといっても、鼻の薬や皮膚の薬をいくら処方しても、なかなかよくはならない。体質改善しかないのです。現に、便秘で困っているお腹を整えていくと、アレルギーの症状が良くなった、というような例はとても多かった。

そればかりではありません。うつ、パニック障害をはじめとした「心の病気」さえもお腹を整えることで改善されていった例が出て来たし、パーキンソン症候群やアルツハイマーといった病気ですら、改善例が出てきました。

東洋医学の、それも「腹診」という診察法をとった私の選択は間違いなかった、と改めて確信したのです。

漢方薬の役割

腹診によって、患者さんの悩んでいる痛みや、抱えている病気の原因がいったいどこにあるのか、まず私は探っていきます。

植物ならば、根っこにとって大切なのは、それを包む周囲の土壌です。農家の方ならよくわかると思いますが、いい作物を作るためには、まず土づくりが重要です。

かつて、本が出た後に映画化までされて話題になった『奇跡のリンゴ』はご存知でしょうか？　無農薬で害虫も発生しない「奇跡のリンゴ」を作ろうとした青森の木村さんという方のお話ですが、そこでも、まず最初に手掛けたのは土づくりでした。温度や水分量、土のサラサラ度、微生物の生育度など、その作物が育つために最も適切な状態にしなくては、いいリンゴは出来ない。

人間の体も、変わらないのですね。植物の根っこにあたるのが腸。それを包む土にあたるのがお腹全体、と考えてみてください。

ならばお腹の温度、水分量、血流のサラサラ度、腸内細菌の活動などを調整していくことでバランスのいい、健康な状態を作れるはずです。

そこまでやらなくてもいい、自分はただ頭の痛みや、ひどい鼻水を治してくれさえすればいい……、そう反発する方もいるかもしれません。

結構です。どうぞ、頭痛や鼻炎の薬を出す西洋医学の病院に行ってください。

私のところに来るような患者さんは、どなたも、そんなに簡単にはいかない方々ばかりだったのです。いくら頭痛薬を飲んでも、ちっとも治らない、あちこちの病院に行ってはみたものの、病名もはっきりしないし、有効な治療法もない。いろいろ検査をしてみても「異常なし」になってしまう……。

西洋医学では対処が難しい病気、いわゆる「難病」に悩む人たちです。いわゆる「不定愁訴」の方も多い。頭が痛い、とか不眠とか自覚症状はいろいろあるのに、原因がわからない。結局、頭痛薬や睡眠薬で対応するしかない。

植物は、しっかりした土をつくり、根っこを丈夫にしていくために、適度な水を与えたり、耕して土を柔らかくしたり、肥料を与えたりしますね。人間の体で、これにあたるものが、私は「漢方薬」だと思っています。

もちろん日々の食生活や日常生活でもお腹を健康に保ち、腸を整える方法はあります。快眠に腹八分目とか。

ですが、一度壊れた腸のバランスを健康な状態に戻すには、どうしても「漢方薬」の力を借りなくてはならないのです。

「哲学」の話に戻りますが、西洋医学と東洋医学では、これまた薬に対する「哲学」がだいぶ違う。

西洋医学では、頭痛にせよ高血圧にせよ、とにかくエビデンスによってその症状に効果があると立証された成分を使った薬を処方します。うまくいかなくても、同じような効果を期待できる別の薬を出す。つまり、ある特定の病気に効果のある薬、といった発想です。

東洋医学における漢方薬はそうではない。そもそも、その効能は、大まかにいって三通りしかないのです。

まず「血流を良くする」。血液の流れをドロドロからサラサラにする。

次に「水分を調節する」。体の中のたまった水を輩出させ、水不足のところに送り込む。

もう一つが「温度を調節する」。冷えたところを温め、温まり過ぎたところを冷やす。

漢方薬については、あとでもう少し詳しく触れます。ここでは、とりあえず、この三つの効能の組み合わせだけで、あらゆる人間の体質に合わせて、その腸のバランスを整え、「万病に効く」ものになり得る、と覚えておいてください。

ちょっと「三原色」の、三種類の色の組み合わせであらゆる色が作り出せるのと同じですね。

ただし、改めて一言、言っておきます。漢方薬は決して「特効薬」にはならない。腸やお腹を整えることで体全体のバランスを健康に戻す薬であって、頭痛に効く漢方薬とか、高血圧にいい漢方薬とか、そういうものはありません。

私は、腹診で得た患者さんの情報をもとに、どうすれば腸を整えられるかを考えつつ、最適と判断した漢方薬を処方しています。また、それで数多くの、西洋医学では治らなかった「難病」を治す、あるいは改善してきました。

「人間は植物である」という哲学のもと、その根っこ（腸）を漢方薬の手助けによって健康な状態に戻す、それが私の到達した治療法なのです。

②"腸は体の根っこ"ってどういうこと？

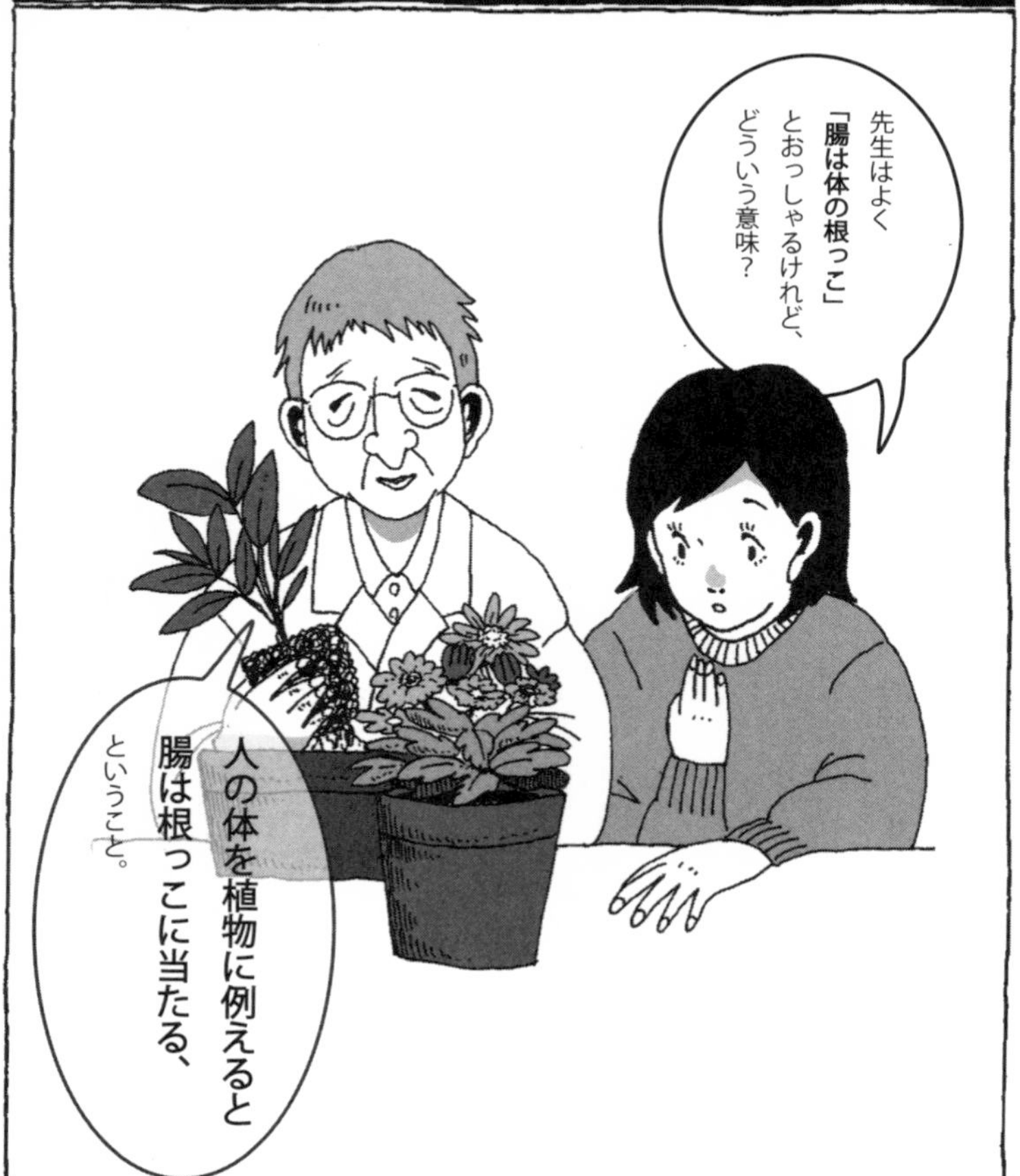
先生はよく「腸は体の根っこ」とおっしゃるけれど、どういう意味？
人の体を植物に例えると腸は根っこに当たる、ということ。

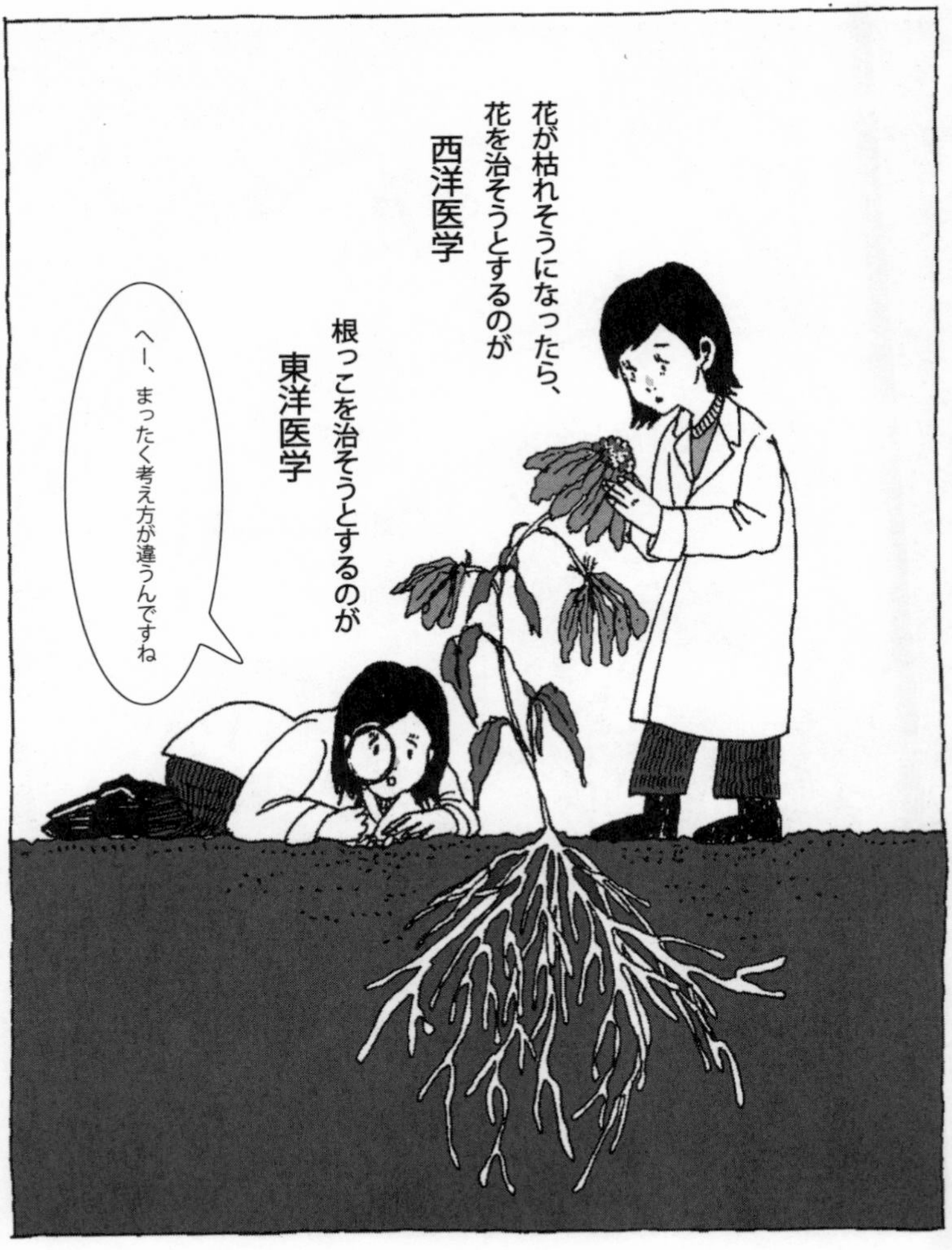
花が枯れそうになったら、
花を治そうとするのが
西洋医学
根っこを治そうとするのが
東洋医学
へー、まったく考え方が違うんですね

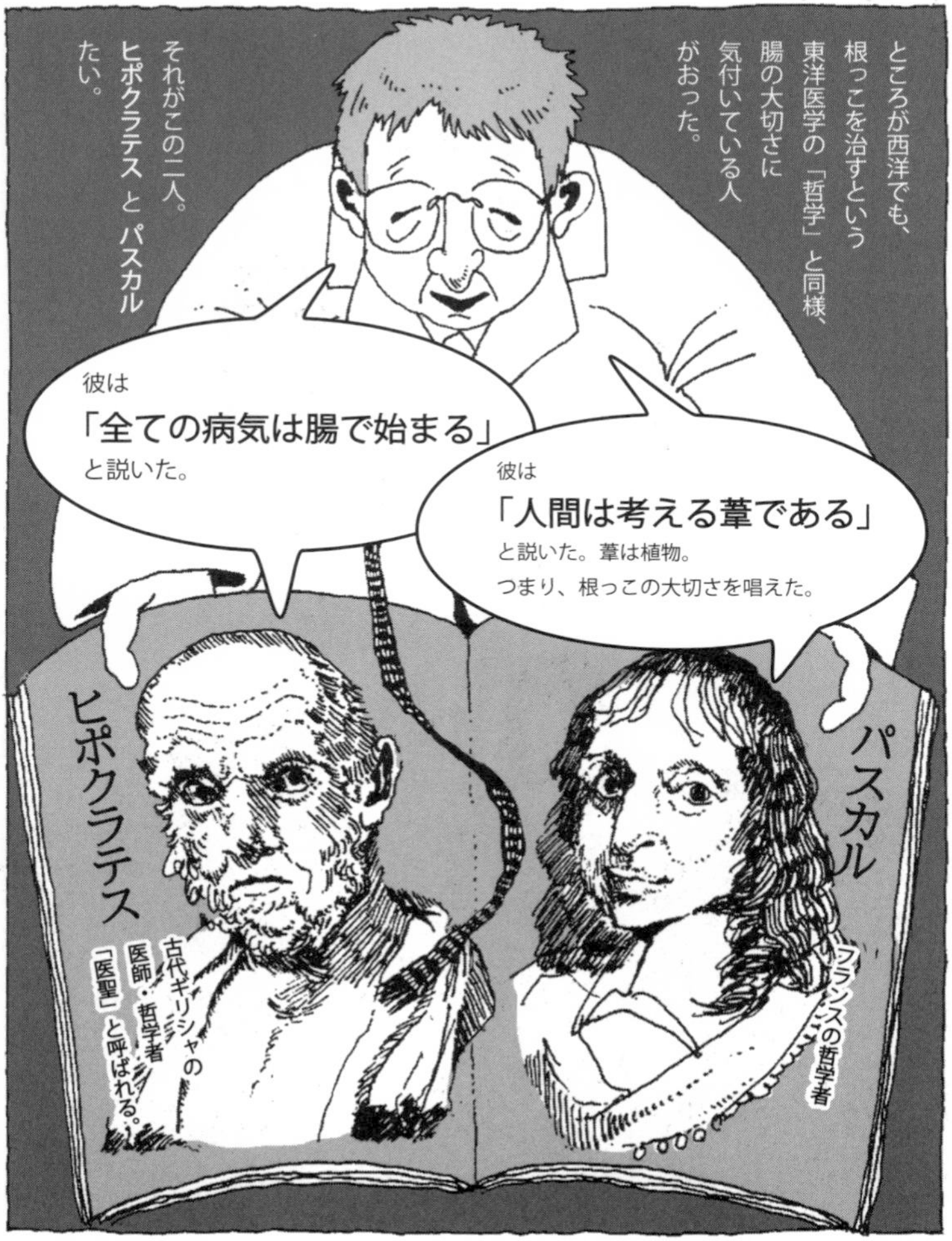
ところが西洋でも、根っこを治すという東洋医学の「哲学」と同様、腸の大切さに気付いている人がおった。

それがこの二人。ヒポクラテス と パスカル たい。

彼は「全ての病気は腸で始まる」と説いた。

彼は「人間は考える葦である」と説いた。葦は植物。つまり、根っこの大切さを唱えた。

ヒポクラテス
古代ギリシャの医師・哲学者「医聖」と呼ばれる。

パスカル
フランスの哲学者

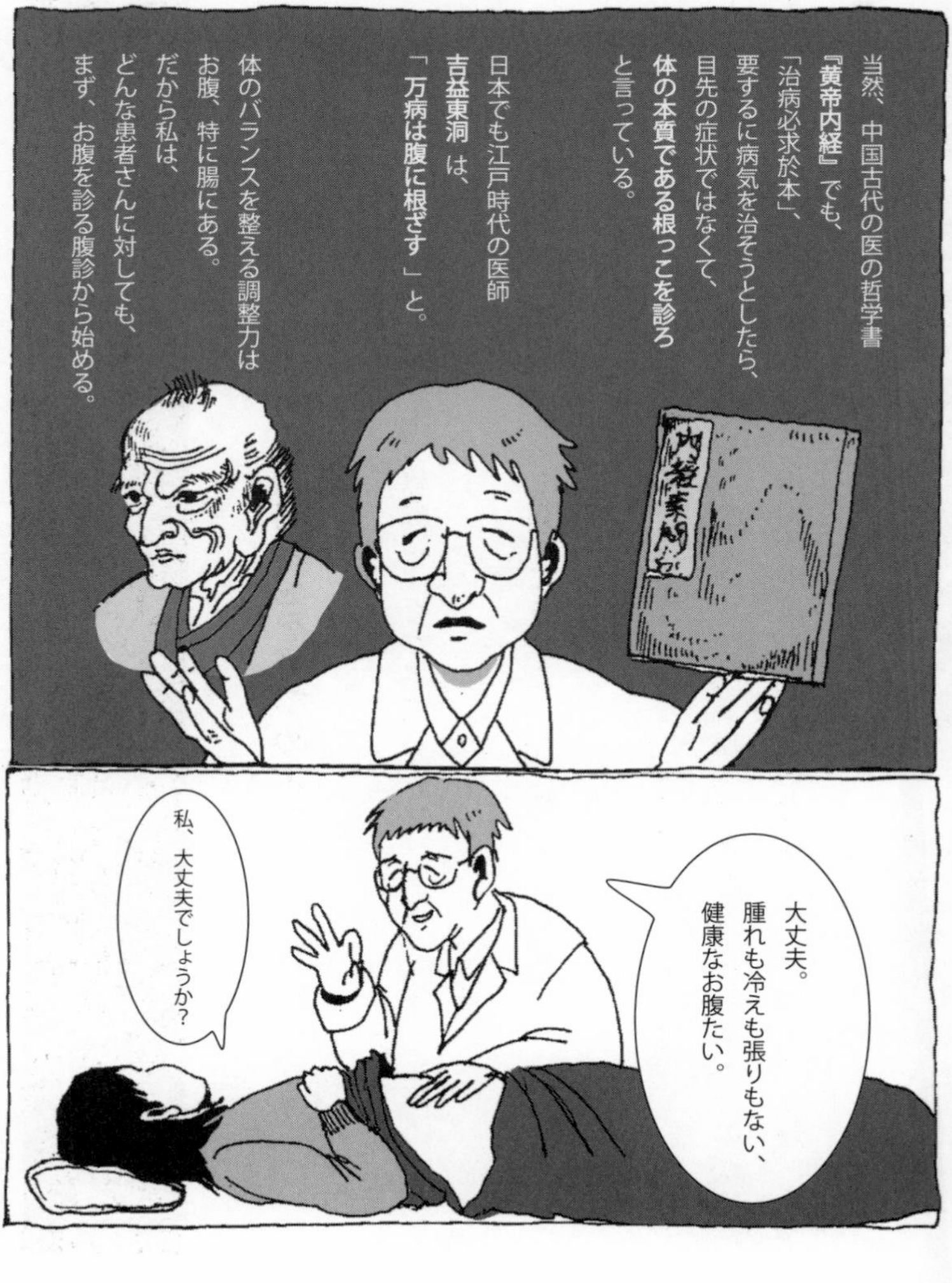
当然、中国古代の医の哲学書
『黄帝内経』でも、
「治病必求於本」、
要するに病気を治そうとしたら、
目先の症状ではなくて、
体の本質である根っこを診ろ
と言っている。
日本でも江戸時代の医師
吉益東洞 は、
「万病は腹に根ざす」と。
体のバランスを整える調整力は
お腹、特に腸にある。
だから私は、
どんな患者さんに対しても、
まず、お腹を診る腹診から始める。
私、大丈夫でしょうか?
大丈夫。腫れも冷えも張りもない、健康なお腹たい。

第二章　腸と腸内細菌

もう一度冷静になって腸や腸内細菌を見つめよう

腸の大切さについては、近年、急激に注目が集まるようになってきました。

「脳より腸が大事」

といっても、20年前なら、誰にも相手にされなかったのが、今なら、

「なるほど、そういう見方もありますね」

と返されるくらい、世の中に認知されるようになってきました。かつては、ダイエットのため、と平気で腸を切って短くするような乱暴なことをやる時代もあったのが、今や「腸活」花盛り。健康のためには腸内環境を整えるべきなのが、世間的な常識になってきています。

中でも、近年、異常なくらいに目にするようになった言葉が「腸内フローラ」でしょ

う。何か、万病を治す特効薬かなにかのように誤解されている方もいるくらい。

現実は、腸の中に生息する「腸内細菌」の集合体で、フローラ（お花畑）のように集まっているから「腸内フローラ」なんですが。

私も腸内細菌の働きについては、知れば知るほど、その素晴らしさを感じてはきました。しかしどうも、最近は商業主義に利用されすぎてかわいそうな気もする。「腸まで届く乳酸菌」とか「免疫力を強化して、コロナウイルスも防ぐ善玉菌」とか、ちょっと過剰に煽りすぎているのではないか。

「健康にいい」となると、それにむやみに追随してしまうのが日本人の特徴とはいえ、一度流行に乗ったら、もうあまり意味もわからずに「腸内フローラ崇拝」になってしまうのは、ちょっと考えものかもしれません。昔の「紅茶キノコ」でも、「コーヒー浣腸」でも、さんざ騒いで、あとになるとすっかり忘れてしまう。乳酸菌やビフィズス菌まで、それと同じように考えているとしたら、根本的に間違っています。

それは、「食物繊維崇拝」にも感じるところです。かつては、邪魔者扱いだった食物繊維が、今ではまるで腸をキレイにして体を健康にするための決定打のように扱われている。

食物繊維が、便を増やして、便秘を予防してくれる効果は確かにあるとしても、別にクスリではない。たくさん摂れば腸やお腹にいい、と単純に思い込んでも困る。

私は、もう一度、冷静になって、腸や腸内細菌について捉えなおすべきだと考えています。

生物の原点は「腸管」

最初に、「腸」という言葉自体の定義について触れておきましょう。

一般的に「腸」といったら小腸と大腸のことを指します。ただ、より広くとらえると、口から肛門までの消化器全部を指すこともあります。この場合は、「腸」というより「腸管」と呼ぶのが一般的です。

さて、この腸管は、いわば生物の体全体の「原点」のようなものなのですね。

ヒドラ、ヒトデなど「腔腸動物」に分類される動物たちは、そもそも体の内部は腸管しかありませんでした。一個の餅のようなものの真ん中が陥没して、そこから原始的な、口と肛門が同じ「腸管」が生まれたのです。

そして、進化していく過程で、腸管は肺や胃、肝臓、膵臓をはじめ、体を形成する各部位に分化していきます。

脳にしても、腸管からの分化の過程で生まれたものなのです。ヒドラなどは、お腹がすいたら、エサをとれ、といった指令が腸管から触手を動かす神経そうに出されます。その神経そうの進化形が「脳」なのです。

ですから、本来、会社にたとえると、腸管が本店、脳は支店だったのです。

小腸の偉大さを知る

腸管の中でも、私がずっと重視してきたのが「小腸」です。

長く、小腸ほど軽んじられていた臓器はなかったかもしれません。前にもあげた、ダイエットのために、栄養を吸収する小腸は切って短くした方がいい、と切除されたり、栄養は点滴で補えば小腸なんてなくてもいい、とさんざんな言われ方をされてきました。ただ栄養分と水分を吸収するだけと見られてきたのです。

医学の世界でも、ほぼ顧みられませんでした。なぜなら、ガンの発生がほとんどないから。

現代医学では、臓器移植などと並んで、ガン治療の世界は花形です。ですから、多くのガンが発生する大腸の研究はまだしも、小腸なんて研究するに値する対象とはみられませんでした。

動きが止まったら血流が止まり、死んでしまう心臓、息ができなくなってしまう肺、さらにはすべての指令を発していると考えられていた脳と比べると、「あってもなくてもいい」ような「三流臓器」、だったのですね。

私も、かつて大学を出、普通の西洋医学医師として活動していたころは、小腸の存在はほとんど意識しませんでした。

東洋医学の勉強を始め、やがて「腹診」によって治療を進めていく過程で、小腸の持つ、栄養や水分の吸収にとどまらない偉大な力を、少しずつ知ることになるのです。

その細かい内容については後で語るとして、私は臨床の現場で、「お腹」、特に小腸を整えることで、数多くの「難病」が実際に良くなったのを体験してきました。早い話、小腸の腸内環境がよくなり、便秘が治っただけで、うつなどの「心の病」から、パーキンソン症候群のようなものまで改善したりもするのです。

小腸こそが、人の体の「根っこ」なのではないか、私はそう考えるようになっていきました。

構造的にいっても、小腸は私たちの想像をはるかに超える「不可思議な世界」なのです。平均的な人間の口から肛門までの長さは約11メートル。そのうち小腸は半分以上の6～7メートルを占めるのですが、小腸の壁には、食べ物の栄養分を吸収する「絨毛」といわれる突起が3千万。その細胞の数は2千500億個にもおよび、その絨毛の凹凸によってうまれる小腸の表面積は、なんと約400平方メートル。人間の体表面の皮膚が16平方メートル前後なので、実にその約250倍。20メートル四方まで広がるのですから、すさまじい凹凸ぶりです。

この凹凸に関しては、ちょっと気になるエピソードがあります。

昭和20年、長崎に原爆が投下されて、多くの人たちが白血病をはじめとする血液疾患で亡くなりました。これは、普通、骨髄に放射線が入り、骨髄の造血がうまくいかなくなったため、と思われています。

ただ、亡くなった患者さん達には、もう一つ、大きな特徴があったのですね。それは小腸の壁が放射能の影響によってツルツルになっていたことでした。

この壁の凹凸は、いったいどういう意味を持つのか？

実は、そこが、あの腸内細菌の住み家なのです。ツルツルになっているとは、つまりは生息しているはずの腸内細菌が死に絶えてしまったのを意味します。

それから、地震で生き埋めになると、72時間を過ぎたあたりで一気に死亡率が高まる、という話がありますね。私は、おそらく腸内細菌がその時間でほぼ活動を休止してしまうからではないか、と推察しています。

腸内細菌の死滅は人体に致命的な影響を与えるのです。

小腸は「ぬか床」。そこで働く腸内細菌

ここで、改めて私が20年にわたり、ずっと言い続けて来たことを繰り返します。

それは小腸は、ちょうど「ぬか床」と同じようなものだ、ということです。

もちろん皆さん、「ぬか床」はご存知ですよね。キュウリやナスのぬか漬け、おいしいです。しかも保存食として、長い間とっておける。体にいい成分もある。

これは、「ぬか床」において、「発酵」という現象が起きているからなのですね。中に含まれた微生物が、様々な有機物を分離、変化させて、私達の体に役立つ物質を作ってくれる。「ぬか床」ならば、乳酸菌が糖を分解して乳酸を作る乳酸発酵が行われています。それでおいしくて、長持ちして、体にいい漬け物が出来るわけです。

それと同じことが小腸でも行われています。摂取した食べ物が口から食道、胃などを経て小腸にやってきますね。すると消化酵素では分解しきれない繊維物質やたんぱく質、糖質などを「発酵」させて、体のためになるものに変えて吸収するのです。

じゃあいったい、何が「発酵」のために働くのか？　言わずと知れた腸内細菌です。

腸内細菌については、あまりに多く語られ過ぎた気がします。

「小腸の中に何百種類、何百兆にも及ぶ腸内細菌がいて、重さだけでも、全部合わせると1キロ以上になる・・・」

これ、もう多くの人たちが知る常識ですね。

「人の役に立つ有益菌、いわゆる善玉菌と、人に悪さをする有害菌、いわゆる悪玉菌、それにどちらともいえない日和見菌とに分かれていて、不規則な生活をしていたり、暴飲暴食をしたりすれば小腸内の悪玉菌が増えて、体のあちこちに悪い影響が出る」

こういうことも、すでに社会の常識になっています。ただ、付け加えさせていただければ、「悪玉菌」と名前がついても、100％の「悪」なわけではなく、時には善玉菌のお手伝いをするケースもあります。

私は、この善玉菌と悪玉菌は、車でいうとアクセルとブレーキのようなもので、もちつもたれつ。ブレーキが利きすぎると前に進めないけれど、アクセルだけでは体のバランスがうまくとれなくなってしまうのではないか、と考えています。

ぬか漬けでも、おいしく漬けるには、ただ空気がなくても活動できる発酵菌で急激に発酵を促すだけではなく、ときたま、「かき混ぜ」によって、空気が必要な雑多な菌を活動させ、スピードをゆるめるのだそうです。

要は、必要以上に悪玉菌を増やさなければいいのです。

腸内細菌は免疫力をも含む「調整力」を強化する

「免疫力」についても、コロナショック以来、話題になることが増えています。コロナに感染しないためには、まず免疫力をつけなくてはいけない、と。

私は、そうした免疫力偏重な考え方には、やや疑問は持っています。しっかり体のバランスを整えるのがまず先決で、その結果として、自然に免疫力もアップするのだから。もっとも、この免疫力によって、ウイルスや細菌などが体に侵入してくるのを防いでいるのは確かです。「免疫」とは、外からやってきた、体に悪影響を与える異物を排除しようとする防御システムなのですから。

もう多くの方はご存知ですね。骨髄や脾臓など、免疫に関わる器官はいろいろあるとしても、最大の免疫器官は腸管、特に腸なのです。

中でも、腸内細菌、それも乳酸菌などの善玉菌は、この腸管の免疫系を刺激して免疫力を高めるのです。

より具体的にいえば、腸管の上皮細胞を腸内細菌が覆って病原菌の侵入を防ぐ。脳を頭蓋骨が守るのと似ていますね。また、腸内細菌が作り出す乳酸などによって腸内を酸性に傾けることで、病原菌の繁殖も防いでいる。ですから、暴飲暴食で悪玉菌が増殖したりすれば、免疫力は落ち、病原菌が入りやすくなってくる。

口から入った食べ物は、ほとんど消化器を下っていく中で酵素によって小さく分解されていき、腸で吸収されます。でもこの時、食物が外から入った「異物」だからといって、いちいち排除しようとする免疫反応が起きたら困るでしょ。そこで「異物」の中から有害だとみなされたものだけが攻撃を受けるシステムになっているのです。実はその選別を行っているのも腸内細菌なのですね。

ただしときたま、本来無害なものに過剰な免疫反応が起きることもあって、それがソバや卵などで起きる「アレルギー」なのです。

免疫力だけではありません。腸内細菌には、自然治癒力を強化する働きもあるのです。免疫力が外から来る外敵を守る力だとすれば、自然治癒力とは、自力で病気やケガを治してしまう力。たとえケガをしても傷がだんだん消えていったり、風邪で熱が出ても汗をかいて熱を発散させて体を健康に戻そうとしたりする力。

たとえば糖分や脂質の代謝を良くして、出来るだけ余分なものを体外に排出する、といった仕事にも腸内細菌は関係しています。つまり糖尿病の予防ですね。

体のバランスを整えるビタミンやホルモンの生産にも関わっています。ビタミンB1やB2などのビタミンB群やビタミンKなどを合成してくれるのも腸内細菌です。

腸の蠕動運動、いわゆる腸で作られた便をスムーズに肛門に運んでいくにも、腸内細菌の、ことに善玉菌が働いています。「便秘」は腸内環境が悪化して、悪玉菌が増殖した際に起きる。

他にも各種臓器の機能を活性化させてくれたり、腸内を弱酸性に保ち、病原菌の増殖を防いだり、体の健康バランスを保つための実に様々な働きを行っているのが腸内細菌なのです。単なる免疫力強化というより、私は、それ以外の働きも含め、体全体のバランスを整える「調整力」を強くしてくれるもの、と考えています。

腸内細菌は、私たちの体の一部ではありません。私たちの体の中に住みついている「別の生き物」です。いわば「大家と店子」のような関係と言いますか。しかも腔腸動物の時代から考えたら、何億年という歴史があります。それだけの長い間、共存共栄、腸内細菌は住まいを提供されるかわりに、大家である私達の体を守ってくれて来たのです。

牛、馬、象の巨体のもとも腸内細菌

ここで、腸内細菌の働きの偉大さを示す例として、私はよく牛や馬、象の話をします。

みんな大きな体で、しかも筋肉もがっちりついていますね。でも、草食で、肉も魚も食べません。草にあれだけの筋肉を作れるたんぱく質が含まれているはずもないのに。

結論から先に言ってしまえば、腸内細菌が胃の中で草の食物繊維であるセルロースをたんぱく質に変えているのです。腸だけではなく、胃にも腸内細菌はいるのです。

腸内細菌をはじめとした様々な微生物が草からたんぱく質を作り出し、それを腸が取り込んで細胞やホルモンを生み出していくのです。

牛の体内での腸内細菌をはじめとした微生物の働きを、もう少し細かく語っておきましょう。

まずはセルロースやでんぷんなどの炭水化物を発酵させて、酢酸、酪酸、プロピオン酸を主体とする「短鎖脂肪酸」を作り出してくれます。これが、まさに活動するためのエネルギー源です。

同時に、それら微生物が活動するための栄養分であるたんぱく質の合成も行います。そのもとになるのは食物に含まれるたんぱく質や窒素などです。また、これらの微生物自体が、筋肉などを作るたんぱく源としても利用されます。

体の調節をするビタミンの生産も行われます。ビタミンA、ビタミンEなど、直接、草から摂取するものもありますが、ビタミンB群はやはり多く微生物が作ります。たとえ草しか食べない牛でも、エネルギー、たんぱく質、ビタミンを作ってくれる微生物があるからこそ、あんなに大きな体を維持できるのです。その微生物の中でも、最も大切なのが腸内細菌なのは、いうまでもありません。

もう一つ、ニューギニアのパプア族のエピソードをご紹介しておきましょう。彼らの主食は「イモ」です。動物性たんぱく質は、日常ではほとんど食べない。ところが、男性たちの体を見たら、多くが筋肉隆々でたくましい。不思議ですよね。それで欧米の研究者が調べたら、どうやら彼らのお腹の中で、空気中から呼吸で取り込んだ窒素分をたんぱく質に合成する腸内細菌が非常に活発に活動していたらしいのです。

筋肉を作る栄養は、食べ物から得るだけではない、というわけなのです。

さらにいうなら、低たんぱくに慣れた彼らは、たまにお祭りのご馳走として豚肉を食べたりすると、お腹を壊して、ひどい時には死に至るケースもあるとか。

北極圏に住むイヌイットの例も、よくとりあげられます。

彼らは農耕する土地もないので、野菜や穀物はほとんど食べていませんでした。主食といえば、狩猟による生肉が多く、アザラシや魚、陸のものとしてはトナカイやウサギ、鳥など。ところが、そんな、一見偏った食事でも、ちゃんとビタミンやミネラルなど、体を健康に保つ物質はたっぷり含まれていたのですね。

それも腸内細菌の働きなのです。生肉に含まれる栄養分をスムーズに消化し、そうした物質を生成する力が備わっているのです。

おかげで、欧米風な食事が導入された現在の方が、かえってイヌイットでガンや生活習慣病に悩む人が増えているとか。

つまりそれだけ、人間にも動物にも、生きている風土、環境に合った腸内細菌が構成されて、「大家さん」の体を守ってくれているわけです。

「醍醐」について

いきなりですが、私はずっと「醍醐」という存在について語ってきました。

これは、私の「腸はぬか床」の考え方と表裏一体なものでもあります。「ぬか床」に漬かる食べ物をより栄養たっぷりに、おいしくさせるための「発酵」が乳酸菌をはじめとした細菌の力で行われるように、腸の中でも、体にとって有益な物質を生み出してくれるのが腸内細菌です。

だからこそ、ヨーグルトやチーズ、納豆、漬け物といった発酵食品も、腸内細菌を増殖し、活性化してくれる食べ物として認められています。

しかし、それよりもっと腸内細菌にとって有益な食べ物と考えられているのが、「醍醐」なのです。

別に、私が突然発見したわけではありませんよ。もっとずっと昔から醍醐については語られ続けてきたのです。なにしろ、仏典の大般涅槃経に出てくるものなのですから。

それによれば、発酵食品にはそもそも五段階がある、といわれています。第一段階が「乳」。いわば原料となる牛乳の状態ですね。次が「酪」。短期で発酵してヨーグルトになった状態。次の第三段階は、もっと長く発酵してチーズや酒や味噌くらいの状態になった「生酥」、さらに発酵が進んでブルーチーズや酢にあたる「熟酥」となって、五段階目の最終が「醍醐」です。

仏典によれば「醍醐を食べれば、すべての病気が治る」とも書かれていたとか。

さすがにそれは大げさかもしれないにせよ、腸を整えてくれるという意味で、これほどありがたいものはない。何しろ、「最高段階の発酵食品」なのですから。よく最高に素晴らしいことのたとえとして「醍醐味」という言葉が使われますが、もとは、これです。

実はすでに平安時代の貴族は、牛乳を原料とした醍醐を食べていた、との記録もあるのです。

もっとも、では「醍醐」がいったいどんな食べ物かと問われると、はっきりとはわかっていないのです。

平安時代の記録を辿っても、いったいどんな中身で、どんな作り方をするのかは書いていない。わかっているのは、これ以上ないくらいの発酵段階に達した食べ物、というくらいです。腸内細菌の働きを促進して、体の健康バランスをとことん押し上げてくれるもの。

私なりに、この醍醐の段階に達しているのではないか、と思われる食べ物はいくつかあります。たとえば石川県産の「ふぐの卵巣のぬか漬け」。猛毒のふぐの卵巣をまず1年くらい塩漬けにして、その後、重石を乗せたまま桶の中に入れた状態で2年くらい発酵、熟成すると、ほぼ人体に影響がなくなるくらいに毒が消えます。これは細菌の力で、第五段階にまで達しているからではないか、と私は思うのです。長野の、毒のあるベニテングダケの塩漬けも、発酵の力で毒が消えていると考えられます。

沖縄の、島豆腐を何か月もかけて発酵させて作った「豆腐よう」も、醍醐の段階に達しているかもしれない、と私は思っています。

腸内細菌を活性化させてくれる得難い存在である醍醐。

もっとも、困った現象もあります。「醍醐」という言葉が独り歩きして、健康食品などの中に、そこまで発酵が進んでいない商品まで、「これは醍醐だ」と銘打って売っているものが少なくないのです。第五段階の醍醐にまで達する発酵食品を作るのは、本当に難しい。

適切な温度管理や保湿などが必要で、長い時間、じっと待たなくてはなりません。ユーザーも安易に「醍醐」の名前に惑わされない慎重さも必要です。

③ 腸内細菌はどんな働きをするの？

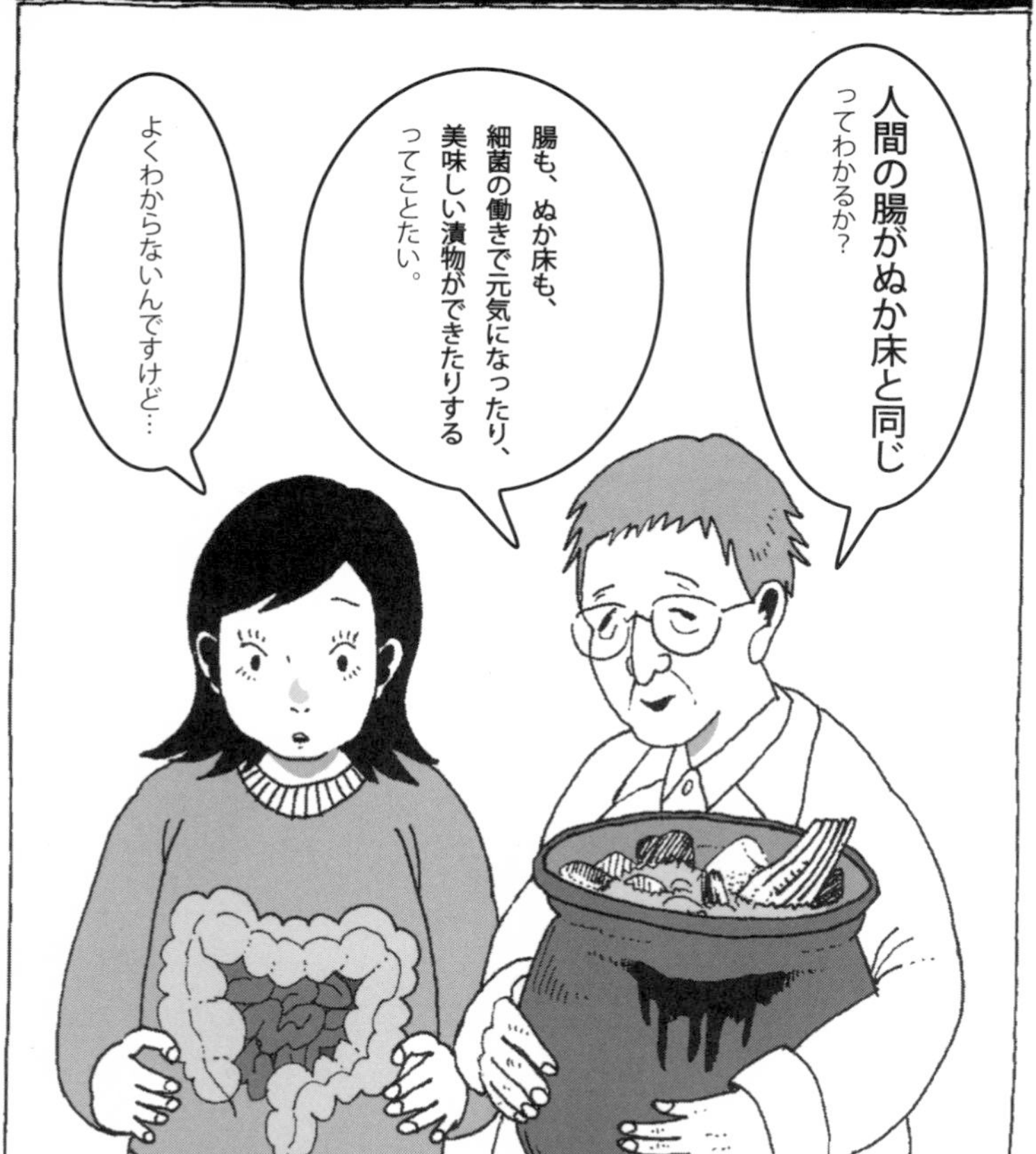
人間の腸がぬか床と同じってわかるか？
腸も、ぬか床も、細菌の働きで元気になったり、美味しい漬物ができたりするってことたい。
よくわからないんですけど…

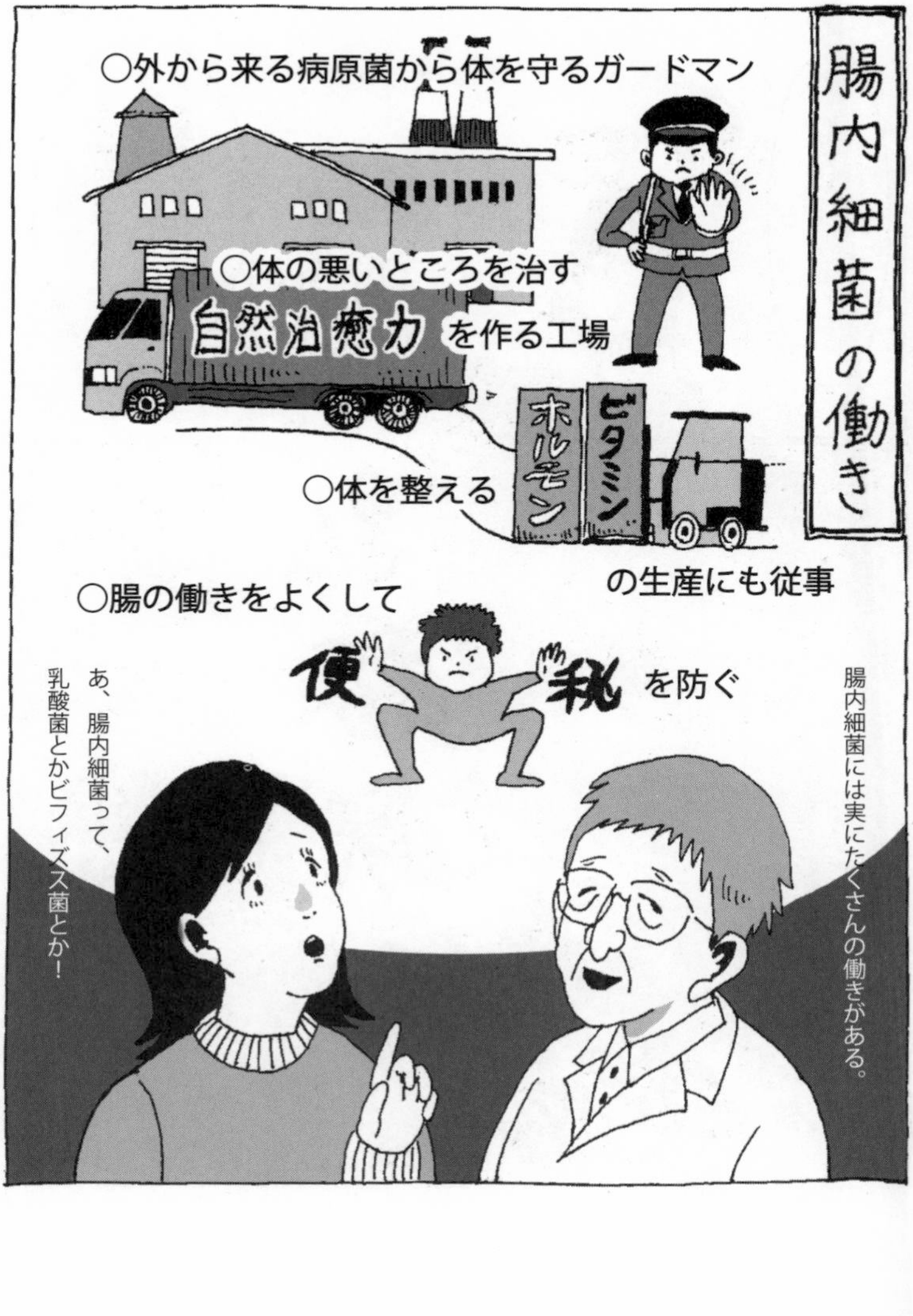
腸内細菌の働き
○外から来る病原菌から体を守るガードマン
○体の悪いところを治す
自然治癒力を作る工場
○体を整える
ホルモン
ビタミン
の生産にも従事
○腸の働きをよくして
便秘を防ぐ
腸内細菌には実にたくさんの働きがある。
あ、腸内細菌って、乳酸菌とかビフィズス菌とか!

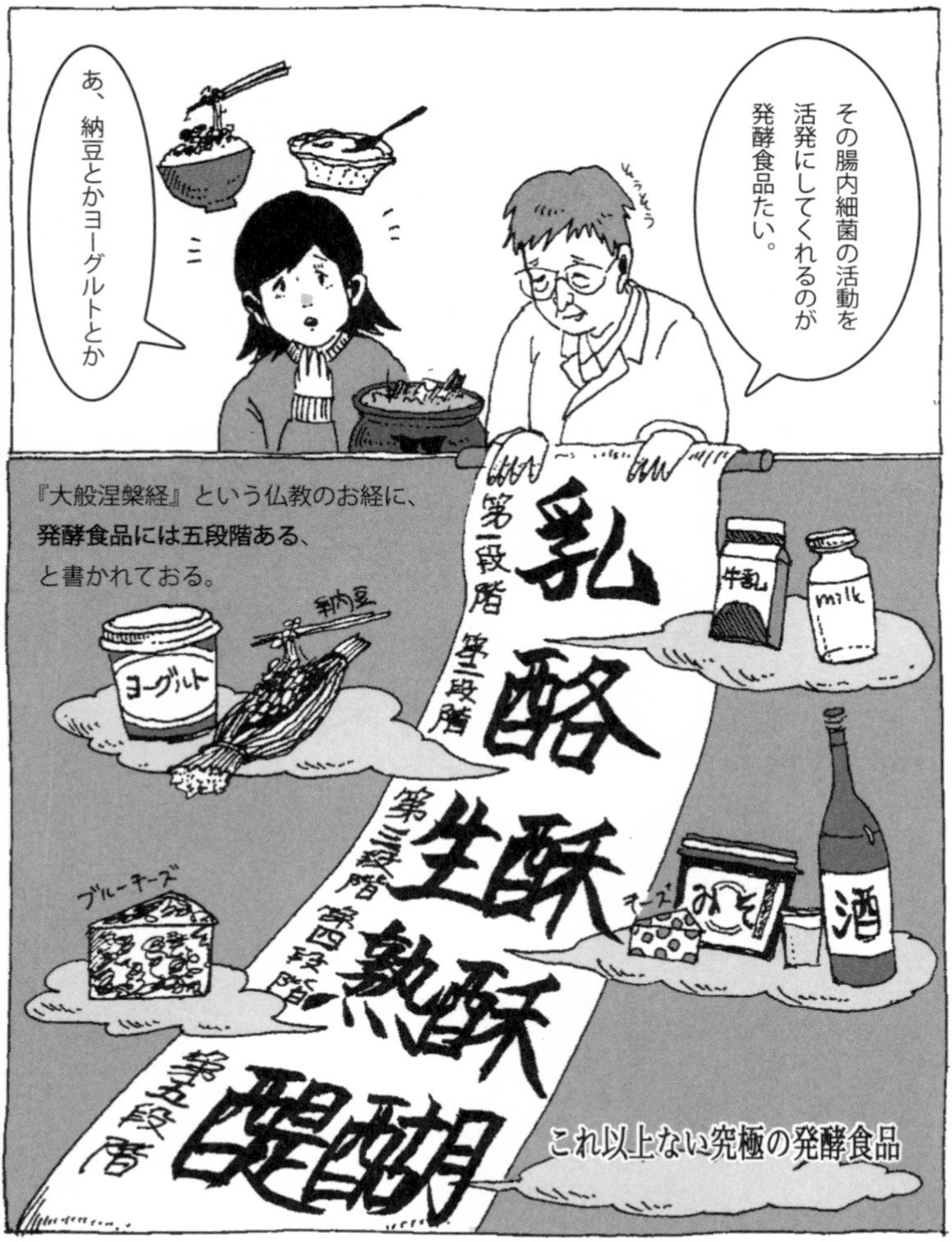
その腸内細菌の活動を
活発にしてくれるのが
発酵食品たい。
あ、納豆とかヨーグルトとか
『大般涅槃経』という仏教のお経に、
発酵食品には五段階ある、
と書かれておる。
第一段階 乳
第二段階 酪
第三段階 生酥
第四段階 熟酥
第五段階 醍醐
これ以上ない究極の発酵食品
納豆
ヨーグルト
牛乳
milk
酒
みそ
チーズ
ブルーチーズ

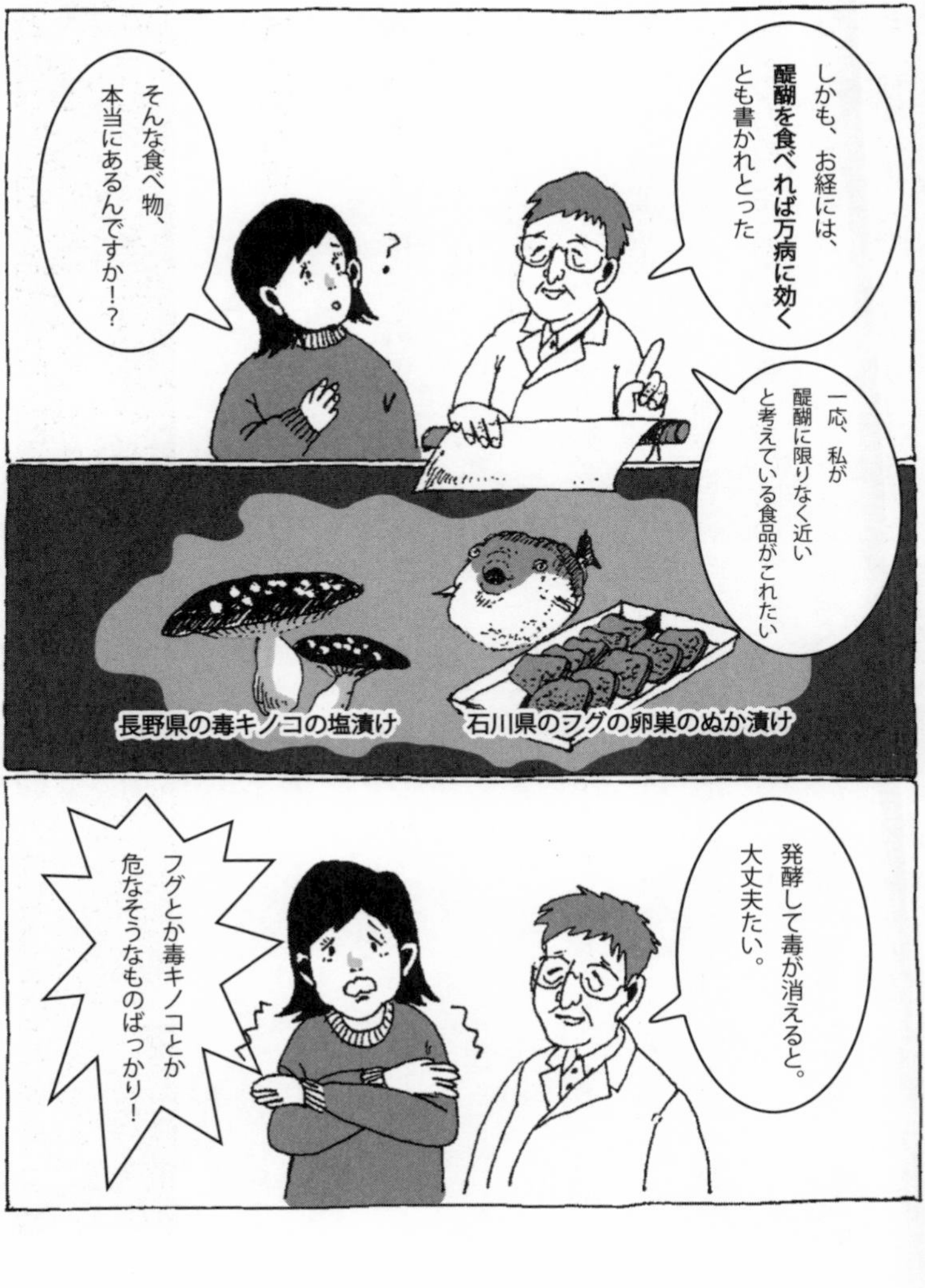

しかも、お経には、
醍醐を食べれば万病に効く
とも書かれとった
そんな食べ物、
本当にあるんですか!?
一応、私が
醍醐に限りなく近い
と考えている食品がこれたい
長野県の毒キノコの塩漬け
石川県のフグの卵巣のぬか漬け
発酵して毒が消えると。
大丈夫たい。
フグとか毒キノコとか
危なそうなものばっかり!

第三章　基底顆粒細胞

基底顆粒細胞ってナニ？

腸内細菌、さらにはその束である腸内フローラが脚光を浴びているのに対して、いまだにどうもあまり注目されていないものがあります。

それが「基底顆粒細胞」。

私はかつて、新潟大学医学部の教授をされていた藤田恒夫先生がお書きになった『腸は考える』（岩波新書）を読み、改めて腸の持つ大切さを知りました。と同時に基底顆粒細胞というものが、体内のあちこちにあって、人間の心身のバランスを保ち、健康を維持するために重要な働きをしているのを強く感じました。

『腸は考える』では、まずそのバランスを整えるための「ホルモン」がどのように発見され、研究が進んで行ったかが語られています。

19世紀末、あの、犬を使って食べ物を見れば唾液が出てくる条件反射の実験で知られるパブロフなどによって、人体のバランスを整える働きが主に「神経」によって行われている、という考え方が主流を占めていました。ところが、20世紀に入り、それ以外にも重要な物質が体内から分泌されるのが実験で明らかになったのですね。それが「ホルモン」でした。

神経とホルモンとは、いわば共存しながら心身の健康を支えていたのです。

さらに、この神経とホルモンとの関係は、まずは神経が情報を感受して、細胞に命じてホルモンを放出させ、バランスが崩れかけた臓器などを治す、いわば神経がメインでホルモンがサブとも見られていました。ですから、神経ネットワークの中枢に当たる脳が、まさしく人体の中心、司令塔である、と。

しかし、『腸は考える』によれば、そう単純なものではないらしいのです。身体のあちこちには「基底顆粒細胞」と呼ばれる、神経とは別に、独自にアンテナをはって様々な情報を感受する細胞があり、そこが得た情報に反応してホルモンを放出している、というのです。

本の中では、とりあえず「センサー細胞」として登場します。

舌において、食べ物の味を感じる「味蕾」と呼ばれる細胞があるのは知られていますね。もし梅干しを口に入れたら、もうそれだけで唾液が出る。「味蕾」が受信した情報によって反応するわけです。

この「味蕾」を顕微鏡で見ると、細胞の先端にブラシのような微細のアンテナがあって、細胞の底の部分には人体のバランスを整えるホルモンを含んだ顆粒がある。「センサー細胞」です。アンテナで受けてホルモンを分泌する。大きくいえば、これも基底顆粒細胞の一種です。

こうしたセンサーの役目を果たす基底顆粒細胞は肺にもあって、今いる空間の炭酸ガスの濃度をチェックしますし、皮膚の下にもあります。

「ツボ」は基底顆粒細胞の集積場所

基底顆粒細胞について知った時、私は「なるほど」とすぐに納得しました。

それは、もともと私がすでに若いころから、治療法の一環として鍼灸も取り入れていたことと深く関係しています。大学を出て、ごく普通の西洋医学医師として大学病院に勤務していたのですが、なるべく幅広い技術を身につけたくて、鍼灸の勉強もやってはいたのです。後に開業医となっても続けて、いわば我が病院の「売りもの」にもなっていました。もちろん当時は東洋医学の素晴らしさを知る前であり、通常の西洋医学に基づく治療の補助的なツールとして行ってきました。

ただ、鍼灸をやっていると、いやでも「ツボ」というものを意識します。足裏のツボを押したら不眠症が改善される、とか。どうやらこのツボが基底顆粒細胞が集まっている箇所なのではないか、と考えると腑に落ちるのです。

鍼灸でも、肩がこるから肩に鍼を打つといった、症状が現れている部分に処置しても大きな効果があるとは限らない。かえって足の小指と薬指の間くらいにあるツボを刺激した方がいい場合もあるのです。

足裏マッサージなどでもそうでしょ。足裏を刺激することで、心身が落ち着き、歪んでいた全身のバランスがよくなっていく。頭痛も肩こりも、腰痛にだって効いたりもする。

私なりに解釈しました。ツボの部分を刺激すればそこにある基底顆粒細胞にも刺激が伝わってホルモンが放出される。それで全身のバランスが整い、臓器も活性化するとともに心身が安らいでいくのではないか。

鍼灸のやり方を、私は変えるようにしました。それまで、患者さんの症状が表れている部分に鍼を打っていたのを、全身のツボに打つようにしたのです。改善例も、格段に上がっていきました。

おそらく、皮膚に張る薬も、皮膚からの浸透以上に、皮下の基底顆粒細胞に作用しているのではないか、と私は考えています。たとえば狭心症の発作予防薬のニトロダームも、皮下の基底顆粒細胞を刺激して心臓の血管を拡張させるホルモンを出しているのだろう、と。

舌の味蕾に作用する狭心症の薬として使われるニトロールも、舌のセンサー細胞というか、基底顆粒細胞にあたる味蕾細胞が血管を拡張させるホルモンを出して、それが血流に乗って心臓に達するのではないでしょうか。

基底顆粒細胞は「うつ」も阻止する!?

一言で言えば、神経が情報を受けてホルモンを放出して心身を整える、とのラインとはまた別の、基底顆粒細胞が直接情報を受けてホルモンを出すラインもあるのですね。『腸は考える』では、その中でも腸の基底顆粒細胞は最も中心的な存在である、と書かれております。当然でしょう。腸が体の「根っこ」であるなら、そこから分泌されるホルモンの重要度は高いに決まっています。

それは腸の上皮部分に散らばっていて、アンテナ部分と、ホルモンが含まれた顆粒部分があるのは他の部位のものと変わりありません。

かつて、この腸の基底顆粒細胞から放出されるホルモンは、消化器系に作用するものだけだろう、とみられてきました。「脳至上主義」ゆえでしょうか。どうせ腸なんか、食べ物を消化吸収するだけの単純な仕事しかしてないだろう、と軽視されていたのです。

ところが研究が進んでいくうちに、腸の基底顆粒細胞から、人間が生きていくために欠かせない「欲求」を引き起こすホルモンが出ているのがわかったのです。

ソマトスタチンという、成長ホルモンの分泌を抑制するホルモンがあるのですが、本来は脳下垂体から放出されるものと考えられてきました。しかし、同じものが腸からも作られていたのです。

また、脳下垂体から出るホルモン障害によって起きると思われていた不妊症も、それと同じホルモンが腸の基底顆粒細胞からも出るのが判明しました。さらには血圧降下作用などを持つニューロテンシンをはじめ、脳にあるホルモンは、どれも腸の基底顆粒細胞からも放出されているのがわかったのです。

セロトニンはよくご存知ですよね？

それもホルモンの一種ですが、人間の心身のバランス、ことに「心」のバランスを保つための大切な物質といわれています。別名「幸せホルモン」とも呼ばれているくらい、ストレスが過剰になると増えてパニック状態になるノルアドレナリンや、快感を与えてくれるものの増えすぎると過食やアルコール依存症などに陥りかねないドーパミン、そういった物質が暴走しないように調整してくれるのもセロトニンです。

また睡眠を安定させたり、体温を調整したり、体のリズムを整えてくれる働きもある。

そしてこのセロトニンは、ほぼ95％が腸で作られているのですね。

その生成に密接に関わっているのが腸内細菌と基底顆粒細胞なのです。もちろんノルアドレナリンやドーパミンの生成にもしっかり関わっています。

腸内細菌がセロトニン合成に必要なビタミンを作り出して、基底顆粒細胞が分泌したセロトニンやドーパミンなどを脳に伝える役目をしている、ともいわれています。

通常、いわゆる「うつ」に陥る原因の中での最大のものは、このセロトニンの欠乏による、との説が有力です。脳の中に神経がつながっているシナプスという部分があり、そこのセロトニン濃度が極端に下がると「うつ」の症状が出る、とも。ＳＳＲＩと呼ばれる抗うつ剤などは、そのセロトニン濃度を下げない働きをするものです。

基底顆粒細胞が「心の健康」にも大きな影響を与えるのがわかりますね。

神経とホルモン

何年か前、私はある医師と一緒にゴルフコースを回りました。

その彼は、外科医として一流の腕を持ち、何度も臓器移植を手掛けた人物なのです。

それで、私は以前から疑問に感じていた質問を彼にぶつけてみたのです。

「臓器移植の時に、複雑に張り巡らされた体の中の神経をどうやってつなげるの？　とても神業としか思えん」

すると、どんな答えが返って来たと思いますか？　ビックリしましたね、彼はあっけらかんと言うのです。

「つながないよ。そのまんま。つなげるはずがない」

そういうことだったのか、と納得しました。神経については、ほぼ脳がコントロールしている。「脳至上主義」の教育を受けると、どうしても人間の心身のバランスは神経によって支えられている、と考えがちなのですね。たとえば交感神経と副交感神経のつり合いによって、人は体調の調節をしている、といわれます。

間違ってはいないでしょう。ただ、神経の働きを過大にとらえるのは違うかもしれない。

何しろ、あえて臓器移植で神経をつながなくても、人は生きていけるのです。

なぜなら、基底顆粒細胞が作ったホルモンがあるから。

前にも書いた通り、脳にも存在するものを含めて、ホルモンの生産工場は主に腸の基底顆粒細胞です。

しかも伝わるスピードはずっとホルモンの方が早い。

神経の場合、一度、脳で情報を受け止め、脳の指令が神経を通して各部位に伝えられる。

電話にたとえれば、いわば昔懐かしい有線電話なのです。ホルモンについていえば、基底顆粒細胞のアンテナが情報を受けとると、すぐにホルモンが分泌されていたのですね。電話にたとえると携帯電話。ホルモンは電波。これほどまでに重要な働きをしている基底顆粒細胞が、神経や腸内細菌ほどには注目されないのを、私はいささか不満に感じています。

現代日本人の基底顆粒細胞は「満腹ボケ」

私が考えるに、基底顆粒細胞は人間の生き方そのものにまで影響を与えている気がします。

人はセロトニンによって「癒し」を与えられ、ドーパミンなどによって「やる気」を生み出しています。人が行動を起こすためのエネルギー源と言えば、いわば自分はこうなりたい、という「欲求」、金持ちになりたい、もっと素晴らしい異性と付き合いたい、有名になりたい、などなどその中身は様々あるにせよ、まさしく「根っこ」となるのは、腸の基底顆粒細胞が分泌しているホルモンです。

欲望がギラギラとし過ぎるのも困りものですが、逆に、あまりにそれが希薄なのも、よくありません。社会の活気がなくなります。

体の中にアンテナを張り巡らせている基底顆粒細胞は、それらを敏感に受信する。おそらく終戦直後、食うや食わずだった時代、基底顆粒細胞も、それこそ必死に豊かになろうとしてドーパミンやアドレナリンを生成しまくっていたでしょう。空腹は、「やる気」をどんどん増量させていったのです。みんながハングリーだった時には、基底顆粒細胞も飢えていた。

さて、現代はどうなのか?

長い間の「豊かさ」に慣れてしまって、現代の日本人の腸の基底顆粒細胞は、ほぼ満腹状態です。さすがに最近、貧富の格差が広がったといわれますが、飢え死にするような人はよほど珍しいので、テレビのニュースに取り上げられたりします。大部分の人たちが、まだ何とか「食える」。

その代わりに、なぜか、「ニート」や「引きこもり」といった、半ば世の中から脱走したような人たちが急増しています。「うつ」に悩む人も増え、自殺者は減りません。若者だけじゃない。中高年までがそんな事態に陥っている。

今、基底顆粒細胞のアンテナが、鋭敏に稼働しなくなっているのではないか？

よく「平和ボケ」などという言葉がありますが、日本人の基底顆粒細胞は「満腹ボケ」しているのではないか？

そうした意味で、今回のコロナ禍は「災い転じて福となす」になりうる可能性もあるのではないでしょうか。ボケてる場合じゃないぞ、と。サバイバル精神というか、「生き抜いてやろう」とする気持ちが高まれば、おのずから基底顆粒細胞の動きも活発になるでしょうし。

基底顆粒細胞を活性化するためには、ほどよい空腹感も欠かせないのです。

④ 基底顆粒細胞ってなに？

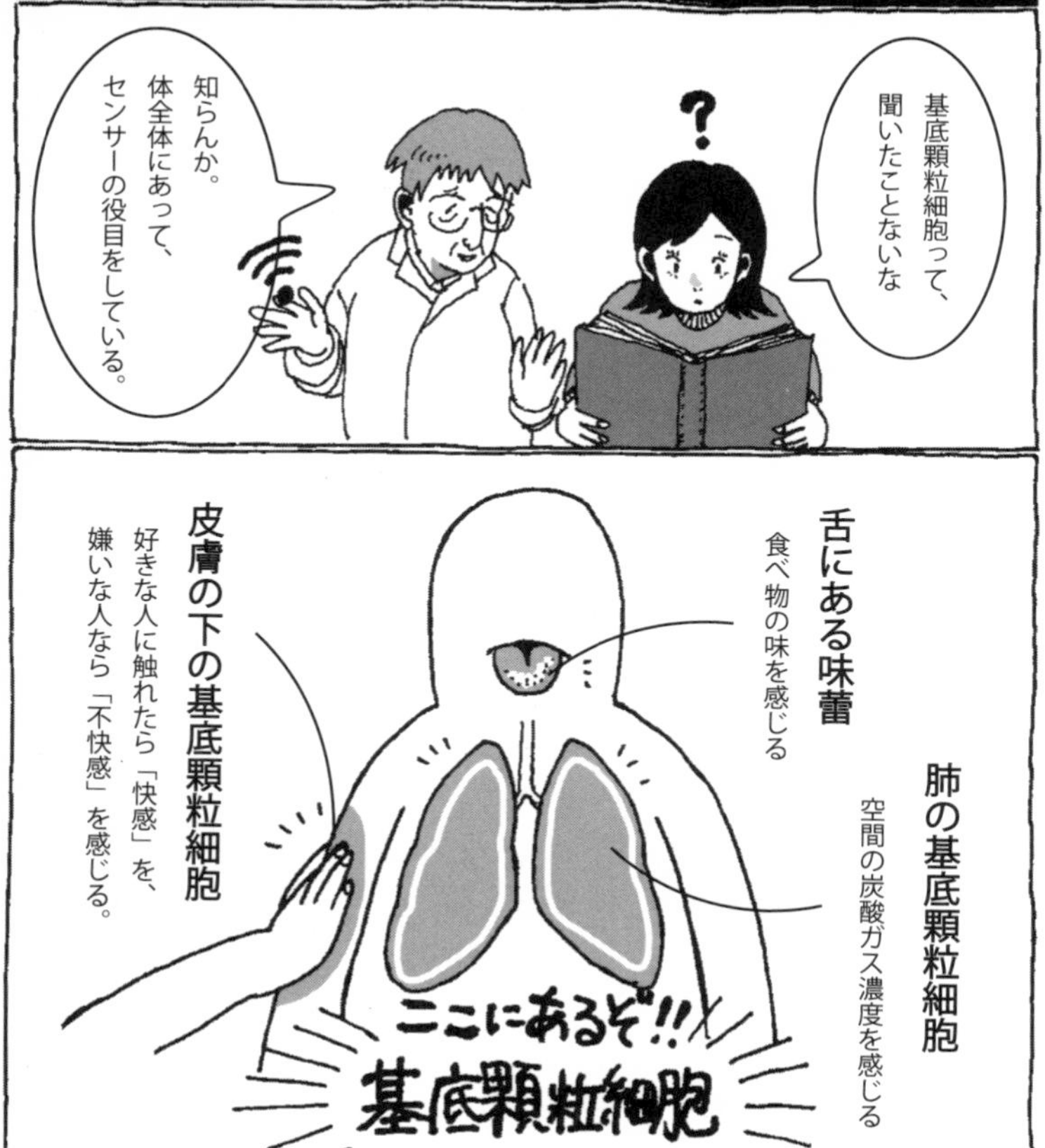

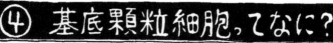

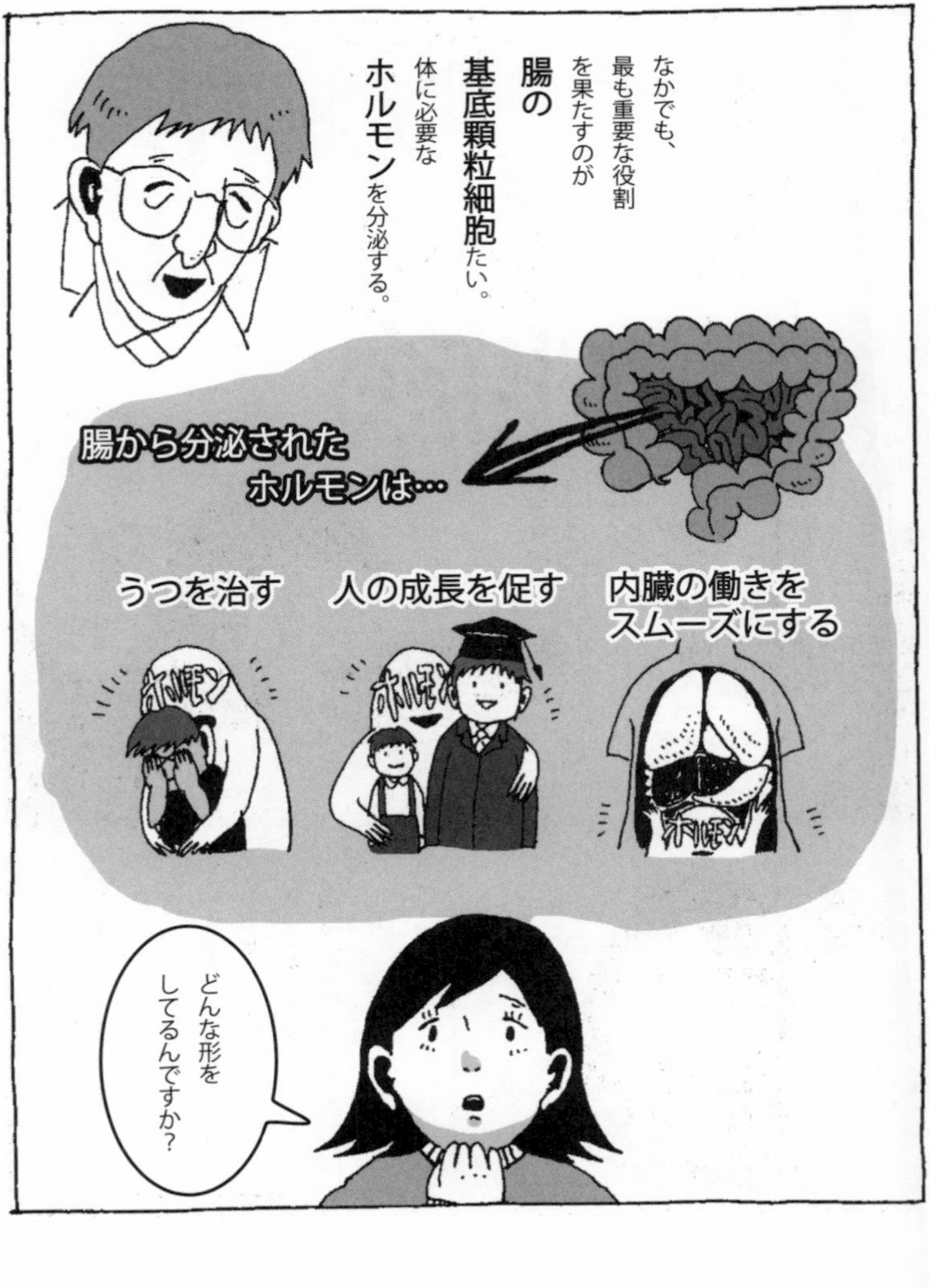

なかでも、
最も重要な役割
を果たすのが
腸の
基底顆粒細胞たい。
体に必要な
ホルモンを分泌する。
腸から分泌された
ホルモンは…
うつを治す
人の成長を促す
内臓の働きを
スムーズにする
どんな形を
してるんですか？

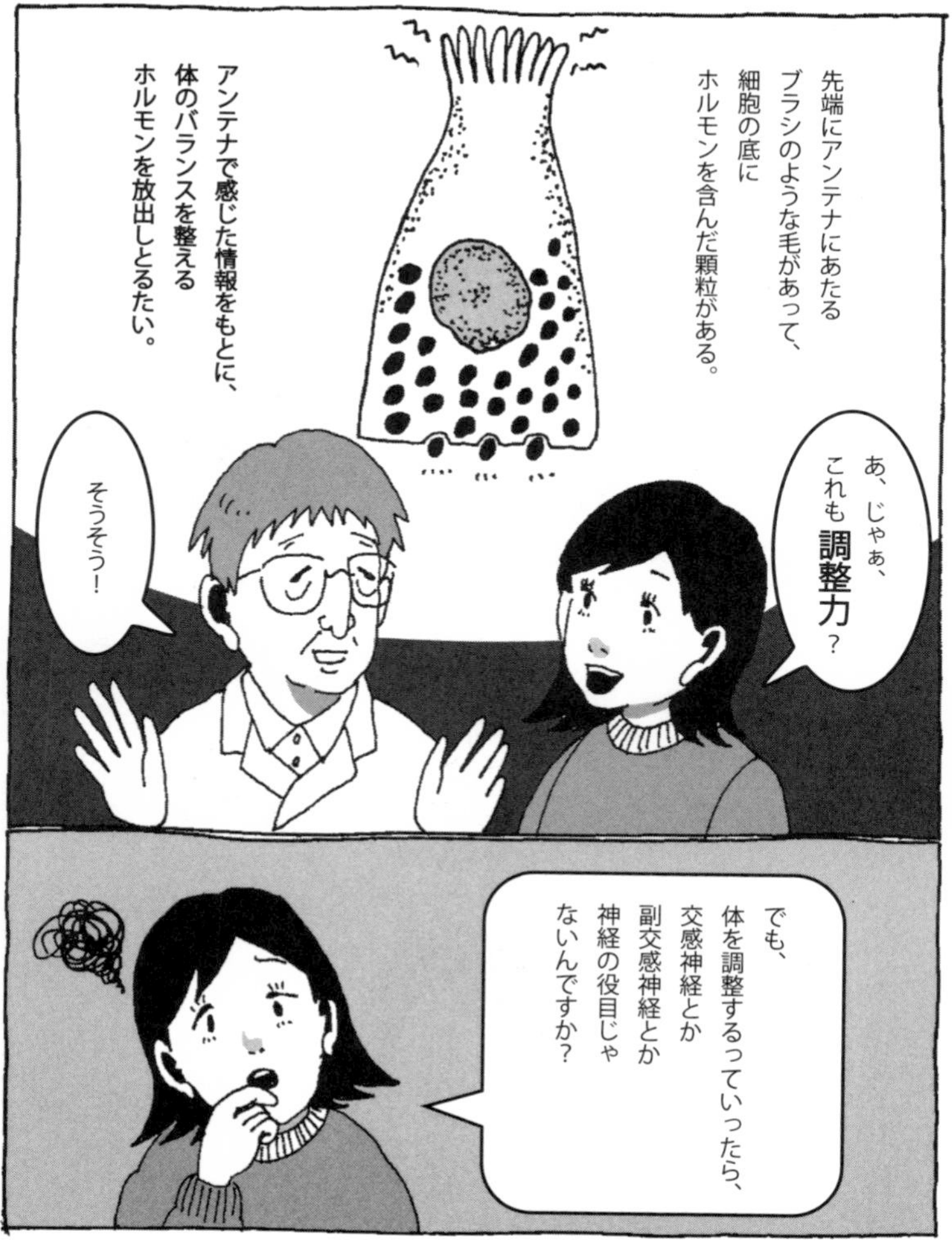

先端にアンテナにあたるブラシのような毛があって、細胞の底にホルモンを含んだ顆粒がある。

アンテナで感じた情報をもとに、体のバランスを整えるホルモンを放出しとるたい。

あ、じゃぁ、これも調整力？

そうそう！

でも、体を調整するっていったら、交感神経とか副交感神経とか神経の役目じゃないんですか？

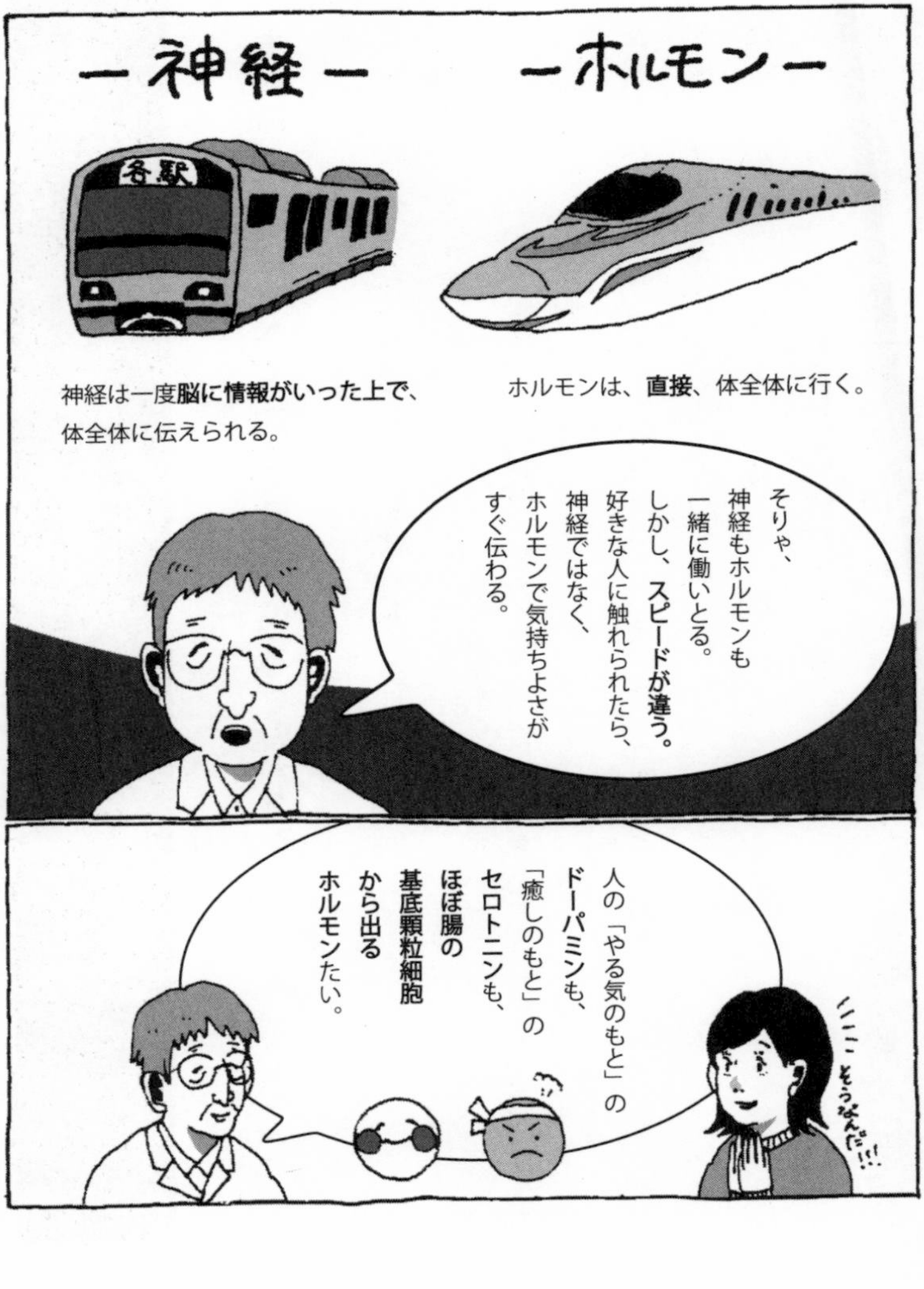
ー神経ー
ーホルモンー
各駅
神経は一度脳に情報がいった上で、体全体に伝えられる。
ホルモンは、直接、体全体に行く。
そりゃ、神経もホルモンも一緒に働いとる。しかし、スピードが違う。好きな人に触れられたら、神経ではなく、ホルモンで気持ちよさがすぐ伝わる。
人の「やる気のもと」のドーパミンも、「癒しのもと」のセロトニンも、ほぼ腸の基底顆粒細胞から出るホルモンたい。
そうなんだ!!!

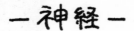

第四章　人は腸で考える

本当に、人間はすべて「脳で考えている」のか？

改めて、パスカルの言葉をもう一度思い出しましょう。

「人間は考える葦である」

「葦」として、「根っこを持った植物」にたとえた点は前にお話しました。では、「考える」の部分はどうなのか？

長く、「人は頭で考える」と認識されてきました。「頭」とは結局は「脳」ですから、要するに「脳で考える」ということですね。

ただ、その一方で、昔から、「腸」や「腹」にまつわる、まるで「腸で考えている」のではないかということわざや慣用句がとても多い。

「腹が立つ」「腹に一物」「腹の虫がおさまらない」「腹をくくる」「断腸の思い」「腸（は

らわた）が煮えくり返る」「腸が見え透く」などなど。数え出したらきりがないくらい。

そこで私なりにいろいろ分析してみたのです。

「考える」のも、おおざっぱにいうと二通りなのではないか。「脳で考える」のは、ただの情報の認識と分析であって、「腸で考える」のは、その人の本能的な欲求や感情も入り混じった、より深い思考なのではないか？

例を挙げてみましょう。会社で上司に「キミは仕事が出来ない」と叱られたとします。それを脳で考えれば、ただ「叱られた」ことだけを認識します。でも、腸で考えたら、そうは簡単にはいかない。人前で怒られて恥ずかしい、とか、このままでは出世できないし、収入もアップしない、など様々なことが浮かんで、どんどん落ち込むかもしれない。

「わかっちゃいるけど、やめられない」

なんて言葉もありますね。たとえば体のためには禁酒をしないといけないのに、どうしても酒を欲しがるお腹の欲求に逆らえずに飲んでしまう。それなどからも、人間は、より「脳」よりも「腸」によって動かされているのがわかります。

臓器移植は「自我」も移植する

どうも、今まで、あまりに「脳」を重視しすぎて、それ以外の臓器は考えたり記憶したりしないのではないか、と皆さん、信じすぎていたのかもしれません。

ところが、そうでないらしいのは次々にわかってきています。

１９９７年、アメリカで心肺同時移植を受けたクレア・シルヴィアという女性が書いた『記憶する心臓』という本では、移植手術を受けた後、今まで大嫌いだったビールが大好きになってしまうなど、性格というより、人格そのものが変化していく様子が語られています。

同様に、心臓移植を受けた人物が、もともとは物を書くのにまったく興味がなかったのに、手術後には、「ポエム（詩）」を書くのが趣味になってしまった話など、いくつも、症例が報告されています。この人の場合も、本来、移植前の心臓の持ち主が大の「ポエム好き」で、それが移植によって後の所有者に移ったらしい。

一方で、脳細胞の移植をしても、人格には何の変化も起きなかった、とのデータもあります。

不思議に感じられるかもしれませんね。

ただ、セロトニンが腸で生まれることや、人間の自我や欲望が腸を中心とした腸管でコントロールされること、それには基底顆粒細胞から分泌されるホルモンが大きく関わっているのを知っていれば、さほど意外ではないでしょう。

前にあげた「上司に怒られる」例でいったら、怒られた側は頭ではなく胃が痛くなったりする。「自我」の根っこがまた腸管、お腹にあるのがわかります。

講演などで私がよく例に出す「切腹」の話もしておきましょう。

なぜかつて、武士たちは自ら死ぬ時に「切腹」をしたのか?

単に死ぬためではないのですね。死ぬだけが目的なら、わざわざ腹を切るより、ノドを突くなり首を吊ったりする方が、よほど簡単に死ねます。実は、腹を切ることで、自分は清廉潔白で「腹に一物」もない、というのを示すためなのです。当時の武士は本能的に、腹に自己の本来の「自我」が宿り、すべての、人が人として生きるための欲求の根っこが腹にあるのを知っていました。だから、その腹を開いて見せて死んだのです。

ボクシングでは、顔や頭はいくらでも叩ける。でも、下腹を叩くのは「ローブロー」として禁止されています。柔道の当て身は、こぶしや肘などでお腹を突いて気絶させる技ですが、これも試合で禁止です。

腸の活動が止まり、基底顆粒細胞が働かなくなったら、生命の危険すらあるのをわかっているからなのでしょう。

「精神」と「心」の違い

さて、ここで問題となってくるのが「精神」と「心」の違いです。

一般的に、この二つは同じもののように捉えられてきました。が、果たして本当にそうなのか？

先に結論からいいましょう。私はまったく違うと考えています。「精神」は脳によってコントロールされた意識であって、「心」は体全体にあって意識も無意識も含めた意味でのトータルな「自我」なのではないでしょうか。

たとえば座禅がありますね。あれは「精神」を鎮めるものというよりも、「心」を鎮め、無我の境地に至るものです。

体のそこここにある基底顆粒細胞がアンテナで情報をキャッチし、ホルモン分泌によって、各所に伝えていく。その積み重ねが「心」の形成に大きく関与しているとも思います。その中心基地が、腸なのではないか。

動物の進化の話は前もしましたね。ヒドラやヒトデなどの腔腸動物は、まず腸を含めた口と肛門が一緒の腸管と、それを外から守る組織だけがあった。ただ腸管からの指示で、エサを獲るため触手を動かす神経そうが生まれて、それが進化して脳になった、と。

つまり脳よりも前に腸管、だったのです。

もう一つ、別のたとえも言っておきましょう。

私が思うに、テレビでいうなら、脳は受像機です。送られてきた電波を受け取って、視聴者に映像や音を提供する機器。いわばハード部分。

一方で、全身から集められた情報を集約して番組自体を作っているのは腸。それを脳に送って映像として流すわけです。だからこちらはソフト部分。

ハードが「精神」であって、ソフトが「心」ですね。

困ったことに、日本の医学は、ずっとその両方をゴッチャにして治療に当たってきました。

「精神の病」と「心の病」とを、同じものとして治療していたわけです。

統合失調症のように、与えられた情報がうまく処理できなくて混乱していくタイプの病気ならば、精神の病として精神科で治療するのはいいでしょう。投薬治療などを行い、いわば機械で言うと故障した部分を修理するような、西洋医学的な対症療法で治していくのが適切と私も感じます。

ですが、「心の病」となると、そうはいかない。部品の修理や入れ替えだけではダメで、その人の体質そのものを替えなくては完治はありません。

不眠症を例にとってみましょう。確かに睡眠薬を処方すれば一時的に眠れるようになるかもしれませんが、ただ薬で強引に脳という部品を休ませているだけのことです。

根本原因を解決しなくてはならない。

となると、不眠症の原因としておカネの悩みや人間関係の悩みや、いろいろなものがあって、その相談を医師が受けるのかとなったら、そりゃ無理です。ただ、「眠れない体質」を改善することはできる。「心」を整えるために、最も大切と思われる腸をケアしていくのです。脳ではない。

睡眠薬などは、一時的な不眠治療にはなるかもしれませんが、そのために腸に負担がかかって、長い目で見れば、悪影響の方が多い。

コロナうつ

今、「心の病」の中でも、私が最も心配しているものがあります。「コロナうつ」です。

長いコロナ禍は、肉体的な面だけでなく心の面においても、大きな負担を生みました。「コロナにならないように」「コロナをうつされないように」というのが恐怖心を増殖させ、「三密」「ソーシャルディスタンス」に異常に気を遣うようになり、生活様式の面では、「テレワーク」「リモートワーク」が増えて、人間同士の直接の触れ合いが減りました。

そうしたプレッシャーやストレスによって、「うつ」状態に陥った人たちも少なくありません。

もっと深刻なのが、コロナ不況による失業者の急増です。特にパートタイムで働く女性などの中には、職を失って「うつ」を悪化させ、自殺に至るケースが急増しているとか。もとより事業が立ちいかなくなって追い詰められている経営者もたくさんいるでしょう。

また一方で、もともと社会問題になっていた「ひきこもり」がより増えているともいわれています。

それはそうでしょう。外に出れば人と接触し、感染の危険が高まる。だったら家でじっとしていた方がいい、と考えていくうちに、外に出るのがどんどん怖くなっていく。

世の中の人たちも、「新宿はまだ人通りが多い」とか、「大阪の繁華街はだいぶ減った」などといった方には関心を持ちますが、コロナをキッカケに家を出なくなった人たちに対しては、一時ほどには関心を持ちません。

相談できる相手もなく、「うつ」や「ひきこもり」の人たちはさらに心を閉じていきます。

病院側だって、なかなか対応できるはずもない。コロナの治療に従事している医療関係者自体に、心と体の疲れによる「心の病」が広がっているのですから。

私は、改めて、「脳」よりも「腸」に着目してほしいといいたい。

「精神の病」ならば、薬を使って治していくのがいいのかもしれない。ただし、「うつ」

だからといって抗うつ剤を処方し、不眠だからと睡眠薬を与えるのが、果たして本当に正しいのだろうか。

「ひきこもり」になってしまった場合でも、一応、「うつ」とか「適応障害」とか病名を決められて、薬が処方されますよね。しかも、多くは一種類ではなくて、何種類も。抗うつ剤には腸の蠕動運動を弱くする働きがあるので、その対策として便秘薬を、頭痛が出ることもあるから頭痛薬を、なんていっているうちにどんどん薬は増えてしまう。

困ったものです。飲む薬が増えれば増えるほど吸収の役目のある腸の負担は重くなり、疲れ果ててしまう。

でも仕方がないんです。西洋医学の見地から、「精神の病」と診察したら、とりあえず薬での治療から始める。

ぜひ見方を変えて、「心の病」として治療をしてほしい。

まずむやみやたらと薬は与えない。以前、私はある大企業に呼ばれて健康診断の担当医になったことがあります。

ひどかったですよ。そこでも仕事のつらさや人間関係などが原因で「心の病」になった人たちはたくさんいました。でも、そのほとんどはとても現場復帰できるようには見えなかった。「薬漬け」だったんですね。あまりにもいくつもの薬を飲まされ、肝心の、セロトニンを生み出す腸の機能がすっかり衰えてしまっていた。

抗うつ剤が全面的に悪いとは言いません。そのまま放置すると自殺に走りかねないような患者さんに対しては、必要不可欠なのかもしれない。

ですが、あまりに安易に処方して、腸を破壊するのはやめるべきです。

「うつ」と決めつけるのが早すぎないか

そもそも、今の世の中、なんでもかんでも「うつ」と決めつけすぎていないか？

今回の「コロナうつ」についても、もっと一人一人の症状をしっかり診て、治療にあたるべきではないでしょうか。

単なる「落ち込み」「心労」と、自殺にまで行きかねない重症の方をいっしょくたにして「うつ」として括り、同じ量の抗うつ剤を処方するというのは、かえって病人をふやすことになりかねません。

何かちょっとしたキッカケさえあれば、落ち込みの状態から脱したり、「ひきこもり」

でも外に出られるようになるかもしれない。失業して家から出られなくなった人でも、家族が食事の準備をやめ、自分で買い物に行かせるように仕向けたら自然に治った、というケースだってあります。それを無理やり家族が病院に連れて行って、医師が「うつ病」と診察を下し、薬もどんどん処方されるようになったら、もう本格的な「うつ病患者」です。

やむを得ない構造もあるんですね。今、精神科医にとっても、また薬品会社にとっても、「うつ」が「カネのなる木」にもなっているのです。病院は検査をたくさんやって、薬も一杯出す方が儲かる。というより、検査や薬で経営を維持している病院があまりに多すぎる。

だから、たとえ「薬漬け」の現状に疑問を持っていても、なかなか変えられない。勤務医であれば、病院に「もっと薬を使え」と言われればなかなか逆らえないし、開業医ならなおさらやめられない。

「薬漬け」はいかん、体質改善をしなきゃいかん、と言うが、じゃどんな治療をしたらいいのか？

ここで私はまた、東洋医学の効能について語りたいです。「精神の病」ならば、花が萎れかけたら花を、葉っぱが枯れかけたら葉っぱを治そうとする西洋医学的なやり方でいいでしょう。しかし「心の病」は根っこを治さなければどうしようもない。

私は、たとえ「心の病」でも、まず腹診によってお腹の様子を診て、症状に合った漢方薬を処方します。

なんだ、結局は薬か、とお思いになるかもしれませんが、西洋薬と漢方薬とは効能そのものが根本的に違うのです。

たとえば「心の病」に効くといわれる桂枝や香附子などの「気剤」は、脳に効く薬ではないのです。もともとは腸や内臓の血行を良くして、体全体の血流をスムーズにする。だから腸を整えて、「心の病」にも効いていく。

「うつ」ならこの薬、「パニック障害」ならこの薬、と病状に合わせた薬があるわけではありません。強引に「うつ」と闘って叩きつぶそう、とかいった発想はないのです。だから、「うつ」にはこれ、便秘にはこれ、吐き気や頭痛にはこれ、と何種類もの薬を大量に飲む「薬漬け」には陥らない。

「心の病」に悩む患者さんに対して、私はまず薬が必要な段階かどうかを見極め、必要と判断したら、体に無理をさせない範囲での漢方薬の処方を行います。

「脳」でなく、「腸」で治す

一例を申し上げます。

その中学2年の少年はずっと不登校で引きこもり。家庭内では両親に暴力をふるっていたそうです。

母親が私のもとに連れて来た時は、もう知り得る限りのありとあらゆる医療施設を回った後でした。ついた病名が「適応障害」。ですが、病名を決めたからといって、治す決め手があるわけではない。精神科で抗うつ剤などの処方もしてもらったし、それ以外でも脊髄など、気になる所はすべて検査したそうです。

しかしほとんどマトモな会話も出来ず、食事もほとんどしない。衰弱は進みつつも、暴れ出すと止まらない。もう何人もの医師たちに「有効な治療法もないし、病院に入れたら」と勧められたそうです。

母親はそれだけはイヤで、ワラをもつかむつもりで、頼って来たワラが私でした。

もちろんやるのは腹診です。お腹の冷えもひどいし、左の下腹部を押すと痛がる。ひどい便秘でした。さっそく便秘や血の道にいいとされる漢方薬をまず処方して、当人に飲むように仕向けてもらいました。

すると、便秘が改善し、それとともに家庭内暴力がピタリとやんだんですね。不眠が続いていたのに熟睡も出来るようになる。

それから1年、精神科からの薬は一切やめてもらって、腸を整える漢方薬を出し続けました。次第に症状が良くなり、ほとんど中学に行かなかった少年が全寮制の高校に入り、大学にも通って、今は社会人として働いています。

すべてがこんなにうまくいくとは申しません。しかし、西洋医学の医師たちがお手上げだった「心の病」の患者が、東洋医学によって治ったのは事実なのです。

私が治療した中にはアルツハイマー型の認知症患者もいます。

実は私自身、このアルツハイマーこそ、腸の考える機能が落ちた時に起きる症状だとも思っているのです。

それには基底顆粒細胞の働きが大きく関係しています。前にも言った通り、基底顆粒細胞、特に腸におけるそれが体の中の様々な情報をキャッチして、適切なホルモンを分泌して体内を整えます。それがセロトニンなども作るもとにもなるわけですから、当然、脳にも重大な影響を与えます。

どうも、この腸の基底顆粒細胞が何らかの原因でうまく機能しなくなった状態がアルツハイマーなのではないか、と。だったら腸の血流を安定させる釣藤鈎（ちょうとうこう）などを含む漢方薬が有効ではないか、などと試行錯誤を続けていき、その患者さんの症状は完治とはいきませんが、改善していきました。

パーキンソン症候群の患者さんにも、腹診と漢方薬によって症状を改善させた例があります。最初に通導散という血の巡りが良くなる薬を処方して便秘の症状を治し、さらに血管を安定させる釣藤散、血の巡りを良くして余計な水分を輩出する抑肝散などを処方していくうちに、次第に少しずついい結果が出てきました。最初は補助がなければ立って歩くことも出来ず、トイレにもいけなかったのが、自分で歩けるようになっていったのです。

「脳」ではなく、「腸」で治す。そうすれば「薬漬け」に陥ることもありません。

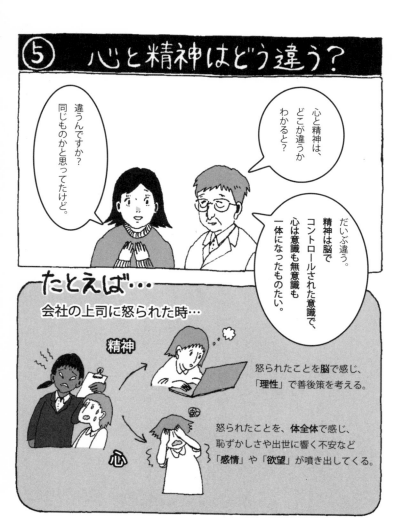

⑤ 心と精神はどう違う？

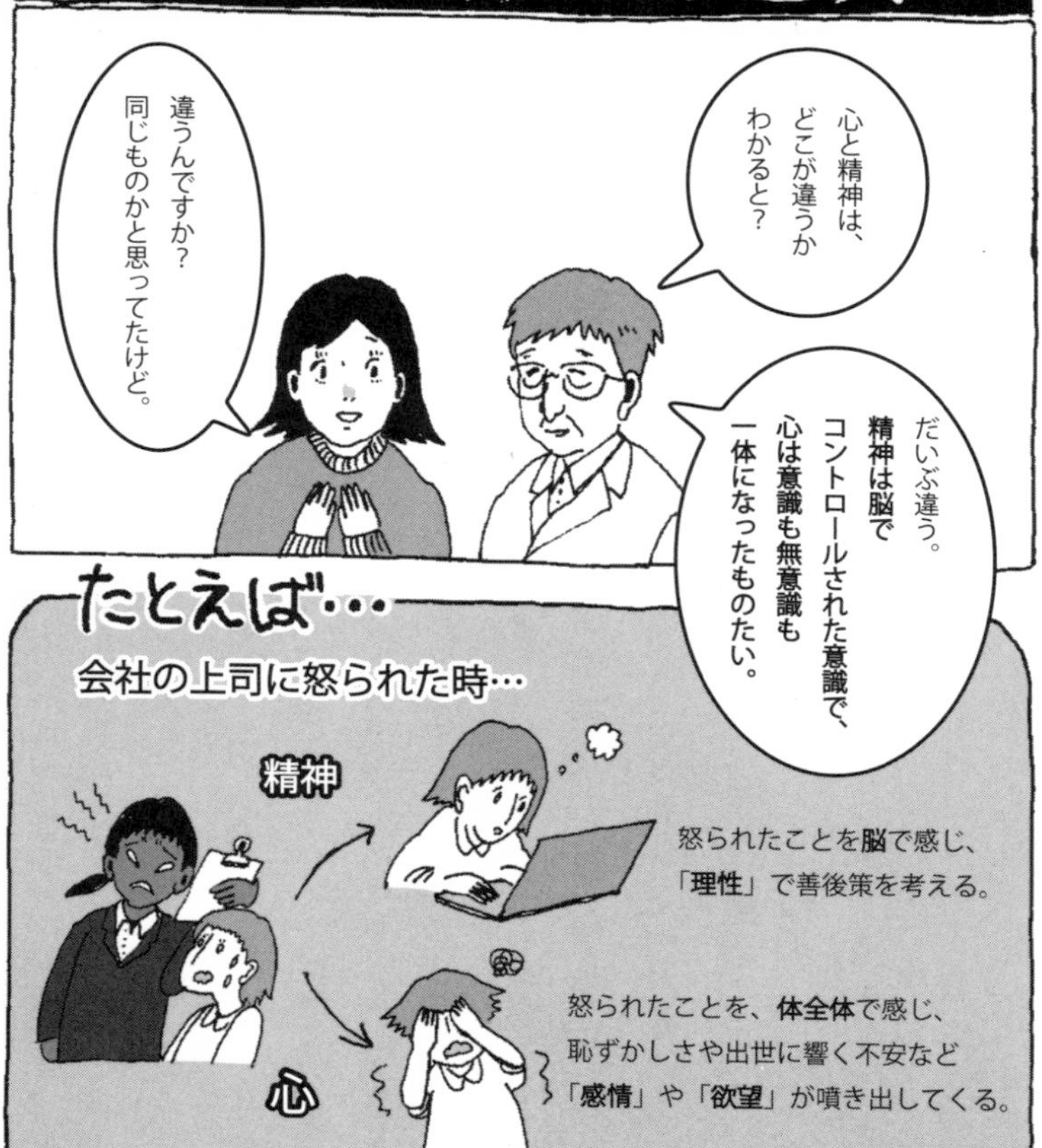
心と精神は、どこが違うかわかると？

違うんですか？同じものかと思ってたけど。

だいぶ違う。**精神は脳で**コントロールされた意識で、**心は意識も無意識も**一体になったものたい。

たとえば…

会社の上司に怒られた時…

精神
怒られたことを**脳**で感じ、「**理性**」で善後策を考える。

心
怒られたことを、**体全体**で感じ、恥ずかしさや出世に響く不安など「**感情**」や「**欲望**」が噴き出してくる。

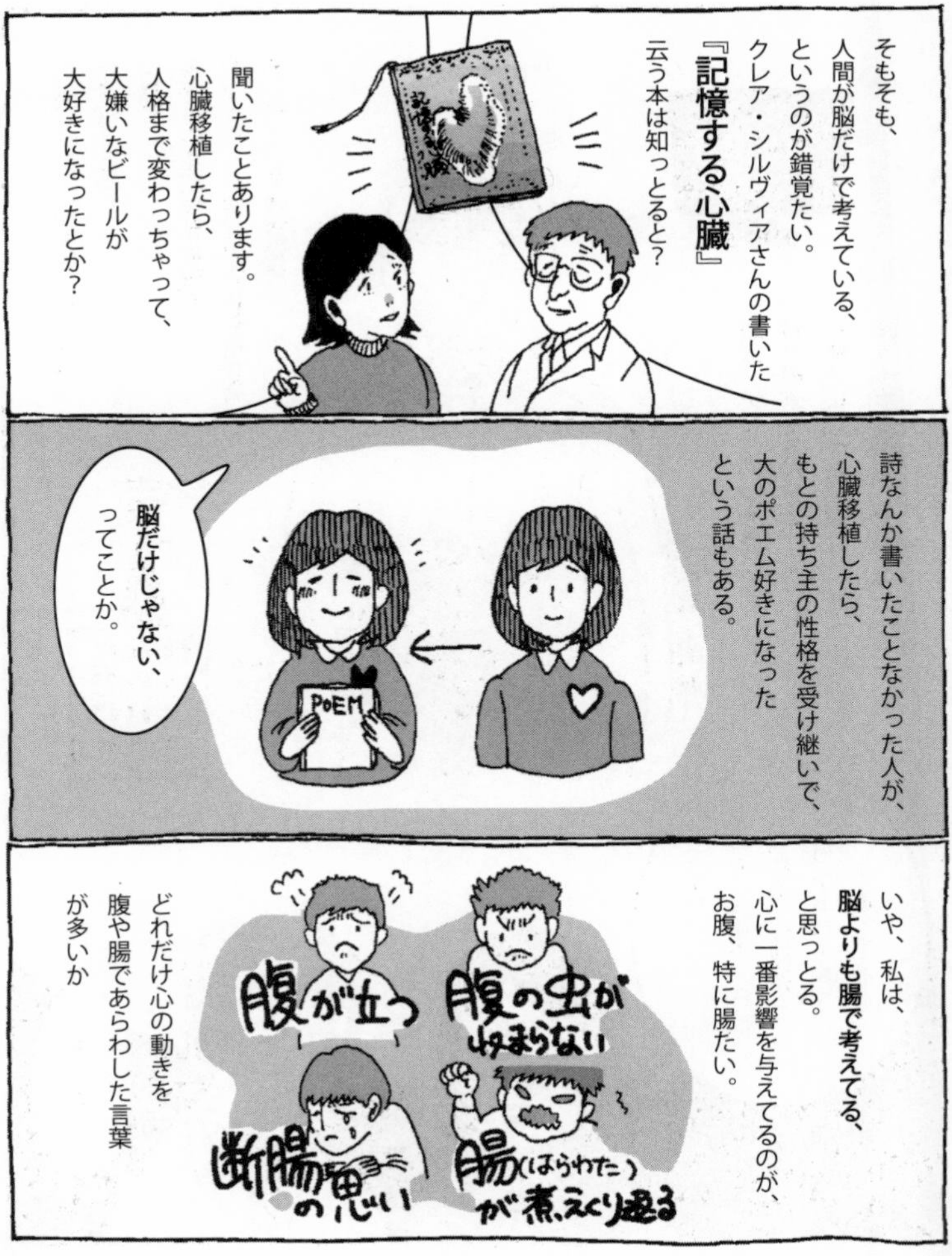
そもそも、
人間が脳だけで考えている、
というのが錯覚たい。
クレア・シルヴィアさんの書いた
『記憶する心臓』
云う本は知っとると？
聞いたことあります。
心臓移植したら、
人格まで変わっちゃって、
大嫌いなビールが
大好きになったとか？
詩なんか書いたことなかった人が、
心臓移植したら、
もとの持ち主の性格を受け継いで、
大のポエム好きになった
という話もある。
POEM
脳だけじゃない、
ってことか。
いや、私は、
脳よりも腸で考えてる、
と思っとる。
心に一番影響を与えてるのが、
お腹、特に腸たい。
腹の虫が収まらない
腹が立つ
腸(はらわた)が煮えくり返る
断腸の思い
どれだけ心の動きを
腹や腸であらわした言葉
が多いか

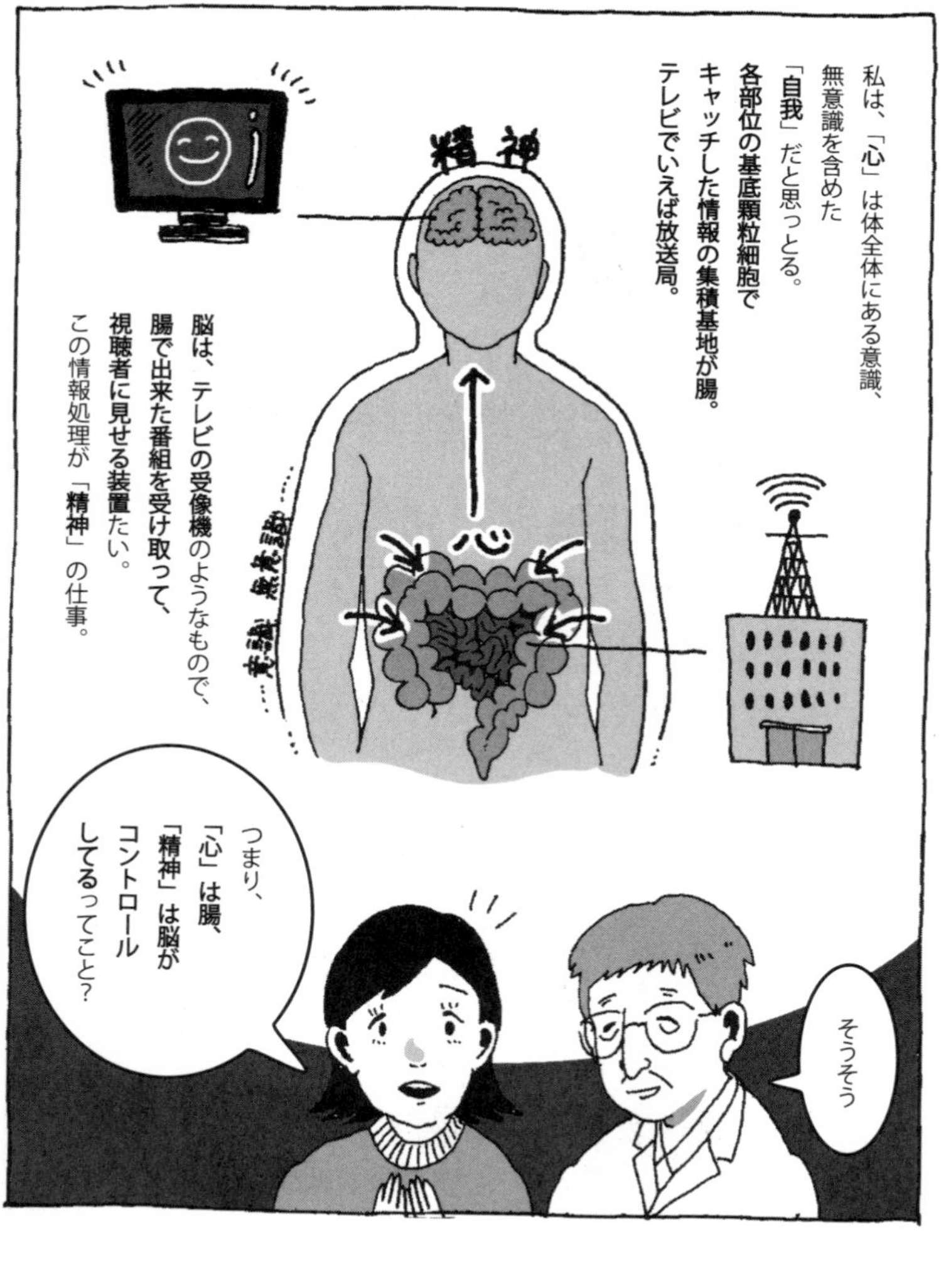

私は、「心」は体全体にある意識、無意識を含めた「自我」だと思っとる。
各部位の基底顆粒細胞でキャッチした情報の集積基地が腸。
テレビでいえば放送局。
精神
心
意識 無意識
脳は、テレビの受像機のようなもので、腸で出来た番組を受け取って、視聴者に見せる装置たい。
この情報処理が「精神」の仕事。
つまり、「心」は腸、「精神」は脳がコントロールしてるってこと？
そうそう

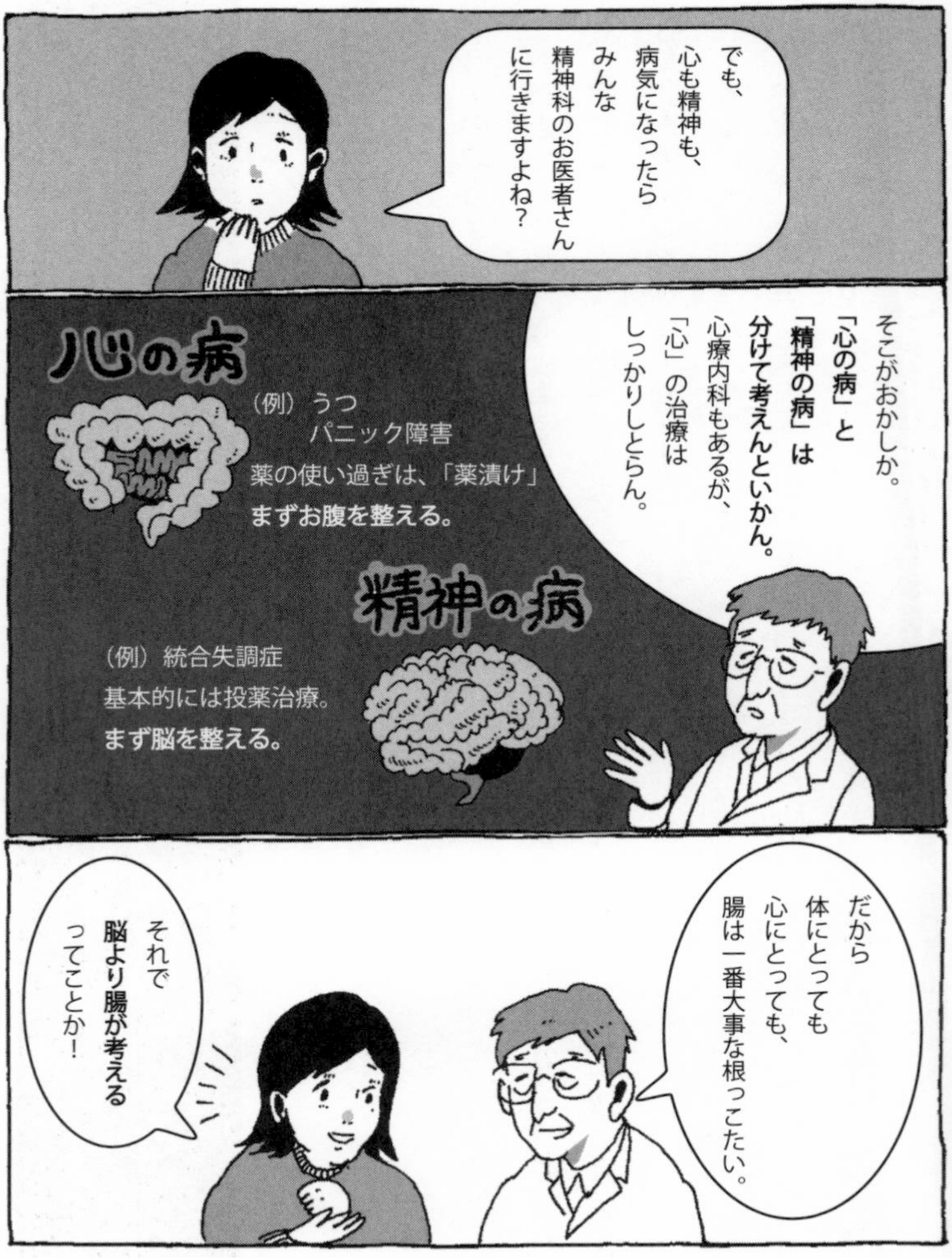

でも、心も精神も、病気になったらみんな精神科のお医者さんに行きますよね？
そこがおかしか。「心の病」と「精神の病」は分けて考えんといかん。心療内科もあるが、「心」の治療はしっかりしとらん。
心の病
（例）うつ
パニック障害
薬の使い過ぎは、「薬漬け」
まずお腹を整える。
精神の病
（例）統合失調症
基本的には投薬治療。
まず脳を整える。
だから体にとっても心にとっても、腸は一番大事な根っこたい。
それで脳より腸が考えるってことか！

第五章　三つ子の魂百まで・・・
健康な「腸」は3歳までに作られる

体の「免疫力」をつけるのも3歳までが大事

「三つ子の魂百まで」

これはとても重要なことわざです。3歳までに出来上がったその人の体質や性格は、100歳になっても基本的には変えられない、ということですね。それだけ生まれた後の3年間の大切さを示しています。

私も確かにその通りだと思っています。

ただ、世の中一般がとらえている「常識」で、一つだけ大きな疑問点がある。多くの人たちが、その体質や性格を決める根っこが「脳」にある、ととらえています。だから、幼児に盛んに「脳トレ」をやらせたりする。

すでにここまで読んでいただいた皆さんはおわかりですね。「脳」より「腸」なんです。まず、しっかりした腸を作らなくてはいけない。

診察の中で、私は数多くの実例を見てきました。

たとえばかつて喘息に苦しみ、カッとなったら感情が抑えられず、落ち込んで自殺未遂も何度か経験した、という30代女性の患者さんを診たことがあります。お腹に触れると、ヘソの左側に動悸があり、左のお腹の筋肉が硬くなっていた。東洋医学でいう「疳の虫」。

明らかに幼児期、しっかりと腸を育てなくてはいけなかったころに放置されて、未成熟な腸のまま大人になってしまったのです。

聞けば、ご本人の生後すぐに両親が離婚して、後にやって来た継母によって、ずっと「幼児虐待」をされていたとか。それではまともに腸は生育できない。

もっと極端にいえば、胎児の段階で、すでに「腸づくり」は始まるのです。お母さんの腸内環境は、そのまま赤ちゃんに伝わってしまう。夫婦関係がギクシャクしてストレスがたまっていたり、暴飲暴食を繰り返していたら、お母さんの腸とともにお腹の中の赤ちゃんの腸までボロボロになってしまう。

コロナショック以降、盛んに体の「免疫力」がクローズアップされていますが、この免疫力にしたって、腸が主に作り出している限り、3歳までに健康な腸が出来上がっていれば、ウイルスに負けない体質になるのです。

残念ながら、私の見る限り、3歳までの腸づくりがうまくいかなかった人が、大人になって100%改善された例はありません。いろいろと手を施しても、ようやく50%くらいのところまでもっていくのがせいぜいです。

離乳期までに決定される腸内細菌の構成

さて、ここで私は、講演の時などでは、聴衆の皆さんに必ず問いかけるようにしています。

「離乳期っていつごろですか?」

様々な答えが返ってきます、「生後半年くらい」という方もいれば「2歳くらい」という方もいる。案外バラバラなものです。はっきりした定義もないようです。

そこで私は、自分なりの離乳期の定義を決めました。ほぼその人の腸内細菌の構成が決まってしまう1歳半から2歳くらいまで。あくまでも腸こそが体の根っこ、との前提のもとでの決め方です。健康な体質は、健康な腸内細菌から。その意味で、離乳期までの腸づくりはとても重要なのです。

だいたい胎児の段階では、赤ちゃんは無菌状態で育っていきます。出産が普通分娩なら、産道を通る時に母親から様々な菌を取り込み、外に出てくればまた周囲の微生物と接触し、感染していきます。

感染と言っても悪い意味ではありませんよ。数多くの細菌と触れれば触れるほど、免疫力は強化され、ウイルスにも強い逞しい体質になります。なんでもかんでも殺菌すればいいってもんじゃない。

以前、アトピーに苦しむ子供と健康な子供を比較してみたら、健康な子供は生後1カ月時の腸内細菌数が、アトピーの子供に比べてずっと多かった、とのデータもあるくらい。いろいろな菌と触れあい、取り込むべきなのです。

一般的にいうと、生後3~4日くらいで、いわゆる善玉菌の代表ともいえるビフィズス菌が増加して、腸を健康に保ってくれます。

もっとも、この腸のビフィズス菌優位はほんのしばらくで、やがては成人型のビフィズス菌と入れ替わり、離乳期の段階で「その人特有の腸内細菌構成」となるのです。

もちろん基本構成はほぼ変わらないとはいっても、その割合は大人になってから大きく変わったりはします。赤ちゃんのころはビフィズス菌優位だったものが、大人になったら、せいぜい占有率は1〜2割になってしまいますし、暴飲暴食や不規則な食事を続けていたらウェルシュ菌や大腸菌などの悪玉菌の比率も高くなります。

しかし離乳期までに取り込んでいなかった種類の腸内細菌を、それ以降、取り込めるということはありません。

前にパプアニューギニアの人たちの例も出しましたね。イモが主食なのに、筋肉隆々の体が生まれるのは、体内の腸内細菌の力だ、と。まさに、ある環境の中に生まれた時からずっと生活していると、それに適応した腸内細菌の構成になります。

腸の基底顆粒細胞は3歳までに作られる

では、なぜ健康な腸が出来るのが「1歳半から2歳」ではなく、「3歳」なのか?

私は、人間の腸の基底顆粒細胞がほぼ3歳くらいに完成されるから、と考えています。

前にも言いました通り、基底顆粒細胞の構造は大まかにいって、情報をキャッチするアンテナ部分と、それに合わせてホルモンを分泌する部分とがあります。

当然、基底顆粒細胞のアンテナも、その環境によって成育の状態は異なってきますね。どんな家庭で、どんな躾を受けて、またどんな周囲の状況で3歳までを生きたかが、大きく影響してしまう。

特に、「体」以上に「心」に与える影響が強い。

赤ちゃんの場合、親、ことに母親のストレスは確実に子供に伝わります。母親がうつ状態でイライラしていたり、体調不良に悩んでいたり、心身共に不安定な状態のまま子育てを行っていたら、赤ちゃんにはそのストレスは伝わります。基底顆粒細胞の健全な発育も阻止されてしまう。

放置もいけません。赤ちゃんにとって、自分の目が届く範囲に母親がいなければ、これもまた大きなストレスのもとです。幼児虐待などもってのほか。そのストレスで基底顆粒細胞の発育は止まってしまいます。

ただ、だからといって、愛情深く、大切に育ててさえいればうまくいくのかとなると、それは違います。

今の日本では、かえって過保護、愛情過多による弊害の方が多いのではないか。親が過剰に与えようとすると、子供の基底顆粒細胞のアンテナは、うまく働かなくなります。適度にハングリーなくらいの方がいいのです。

思い返してみると、高度成長期の日本は、基底顆粒細胞の健全な発育にとっても、非常にいい環境だったのではないでしょうか。大家族で、子供も何人もいて、その中で、幼児のころから、うかうかすると、ろくにおかずも食べられないような生存競争がありました。またその一方で、兄弟が助け合い、また子育てについては隣り近所の人たちも進んで協力してくれるような連帯感もあった。だから、児童虐待も過保護も生まれにくい。

核家族化、少子化が、確実に腸内環境の悪化を生んでいる、と私は思います。

乳母が担う「腸づくり」

実のところ、赤ちゃんや幼児にとって、健康な「腸づくり」こそが大切なことは、今よりも昔の人の方がより強く意識していたのかもしれません。

それを感じさせてくれるのが「乳母」という存在です。

将軍や大名、あるいは貴族の間で、なぜ生みの親に変わって、わざわざ別の女性に授乳や子育てを代行させる制度が広まったのか？

歴史上でも、室町幕府八代将軍・足利義政の乳母・今参局、江戸幕府三代将軍・徳川家光の乳母・春日局など、自分の育てた子供が最高権力者にのぼったために、乳母までが隠然たる権力を持ってしまった例もあります。つまりは、それだけ重要なポジションであったわけです。

制度が固定した理由の一つとしては、当時の未熟な医療体制では、母体に対する出産の負担が重く、体調不良に陥って授乳もできないような母親が多かったのも確かでしょう。

ただしもう一つとして、母親が精神不安定な状態のままで授乳したら、腸の発育が遅れて、心身が未発達のままに成長してしまう、ということが一般常識としてわかっていたのではないでしょうか。いわばその予防として乳母を雇ったのです。

何百年も日本で読まれ続けていた中国の医学書においても、授乳者は辛い食べ物や刺激物は避けて、怒りや悲しみなどの感情が爆発した後や、長期間にわたる「うつ」症状をはじめとした精神不安定な中での授乳は避けるように、とはっきり書かれています。いわゆるマタニティーブルーに陥った母親からの授乳が、脳以上に、腸に与える悪影響を、周囲の人たちは危惧したのです。

西洋医学においても、母親が「心の病」を持ったまま子供に接すると、子どもには統合失調症に似た「反応性精神病」の症状が出やすい、といわれていますが、私は、これも脳というより、腸が大きく影響していると考えています。

母親の心理状態は、それほど子どもの腸の健全な生育に大きく関わってくるのです。

ちなみに、中国では、常に満腹状態ではかえって腸内環境が悪くなるため心の状態も不安定になるからと、たとえ皇帝の後継者であっても、子供は決して満腹状態にならないようにコントロールしていたそうです。

赤ちゃんのための「腸づくり」は、精神が不安定になりがちの実母より、安定していてたっぷり母乳を提供できる乳母に任せる、しかも与え過ぎない。それが先人たちの「知恵」だったのですね。

元気な腸内細菌も基底顆粒細胞も、こうした環境づくりから生まれるのです。

3歳以降の「腸づくり」は難しい

私はよく、腸内細菌や基底顆粒細胞を野球のボールにたとえたりします。ボールにはまず芯の部分があって、それを取り囲む表皮がありますね。ちょうどあれと似ているのではないでしょうか。

3歳までに出来上がるのが芯の部分。一度出来上がってしまったら、もはや変えるというのは難しい。またゼロから作り直すしかない。

一方で表皮の方は、汚れたら拭けばいいし、磨いてキレイにもできます。

以前、登場した、幼児虐待を受けていた30代の女性について、もう一度語っておきます。いつも精神が不安定、ちょっとでも風邪をひくと3日くらいは喘息に悩まされ、うつに陥ると1週間以上も外に出られなくなる彼女は、喘息の薬や抗うつ剤など、様々な薬を「はしご」したものの、まったく症状はよくならなかったそうです。

それで、ある知人から「腸内環境を改善してみれば、軽くなるかも」とアドバイスされ、腸を整えるサプリメントを試すなど、腸に目を向けるようになったとか。

するとだいぶ改善の兆候が出て来たらしいんですね。喘息なら喘息薬、といった西洋医学にありがちな「葉っぱが悪ければ葉っぱを治す」発想から、「根っこにこだわる」発想に変えて、結果が出て来たわけです。免疫力も確実にアップして、風邪をひきにくくなった。

その上で、私のところに来ました。

申し上げた通り、腸の生育はやはり未完成でした。芯の部分は、手が付けられない。こうした時に、私も漢方薬ではなく、もっと強い西洋薬を使うケースもあります。彼女の場合も、あえてステロイドを使いました。ステロイドには体内の水分を調整してくれる働きがあり、副作用の心配もあるものの、効き目はやはり強烈なのです。ボールの表皮を磨いて、芯の「悪い腸」が鎮まっているように処置するしかないのです。

彼女に限らず、私が腹診によって診た中で、幼児期の腸の発育不全が原因の「疳の虫」の方はとても多い。別に「疳の虫」は赤ちゃんや幼児だけの専売特許ではないのです。腸内細菌や基底顆粒細胞の生育が十分ではなく、お腹に異常な緊張が出てしまう病気なのです。

問題は幼児虐待やネグレクトだけではありません。インスタント食品や食品添加物がたっぷり入った食品の大量摂取をはじめとした食生活の影響も重大です。

ですが、30代で「腸こそ体の根っこ」と気付き、ボールの表皮だけでもよくしようと手を打ち始めた例の女性は、まだよかったのです。そのまま抗うつ剤や喘息薬を飲み続けていれば、腸内環境はさらに悪化し、まともな社会活動もできないような状態に追い込まれていたかもしれない。

表皮磨きも、やった方がいいのです。

免疫力を弱める「悪い腸」は病気の温床を生む

腸内環境の悪化が免疫力を落とし、ウイルスなどの感染を守り切れなくなる話は何度もしました。

いや、それだけではないのです。３歳までにしっかりと作り切れなかった腸をそのまま放置して成人にまで達すると、様々なところに大きな綻びが生まれてしまう。慌ててその綻びを繕おうとすれば、またしても「葉っぱには葉っぱの薬」「花には花の薬」とどんどん飲む薬ばかり増えて根本的な解決から離れて行ってしまう。

飲んでも飲んでも、消化吸収のために、腸に負担がかかるばかりで、根っこはどんどん朽ちて行ってしまう。

たとえば糖尿病です。糖尿病には、膵臓の組織が破壊されて血糖を下げるインスリンが分泌出来なくなって起きる起きる1型と、運動不足や暴飲暴食などが原因で血糖が正常より多くなってしまう2型があり、日本人はほとんどその2型であるといわれています。

この2型の患者さんと、そうではない人の腸内細菌を比較して見ると、明らかな違いがあるのですね。それは前者は善玉菌、悪玉菌のバランスが崩れて、悪玉菌優位になっているのに対して、後者には善玉菌が豊富にあることです。

ガン細胞だって、もしも免疫細胞の活動が活発ならば、体内で生まれたばかりのガン細胞をやっつけてくれるはずなのです。なんといっても、免疫細胞の多くが腸内で生まれて活動しているのですから。

血管系の病気だって、腸内環境とは密接につながっています。心筋梗塞にしても、原因はまずは動脈硬化でしょう。それを生み出す最大の要因はコレステロールです。コレステロールは人間の体にとって欠かせない、細胞膜を作る原料になってくれるものなのですが、多すぎると困りもの。血の中に混じり込んで血液をドロドロにし、血管をつまらせかねないのです。

善玉菌といわれるビヒィズス菌などは、その余分なコレステロールを体外に押し出してくれる働きがあるのです。

要するに日本人の死因の第一位のガン、第二位の心疾患が、ともに腸内環境とつながっている上に、生活習慣病も深い関係がある。

腸が体の根っこ、という意味はよくわかるでしょう。

３歳までの「腸づくり」が失敗だったとしても、せめて大人になったあとでも腸を大事にしてあげなくてはいけませんね。

「腸づくり」には東洋医学がフィットする

明言しておきましょう。

３歳までの基礎的な腸づくりにおいても、それ以降の腸内環境の整備でも、西洋医学的な「哲学」よりも東洋医学的なそれの方がフィットする。

何度も言うように、あくまでこのジャンルに関して、というもので、すべてにおいて東洋医学が上、と主張したいわけではないのです。

物事に対する捉え方の違い、と言い換えてもいいかもしれません。

西洋医学は、どちらかといえば曖昧なものが苦手なのです。骨が折れていれば「骨折」、眠れないなら「不眠症」とはっきりラベリングできるものには明快に対処しても、そうでないものについてはなかなか適切な処置ができない。

「不定愁訴」と呼ばれるものがありますね。頭が痛かったり、眠れなかったり、自覚症状はありながら、検査をしても異常が見つからない。数字はぜんぶ正常値の範囲。

「未病」というのもありますね。どうも体調は悪いのに、はっきり何の病気かがわからない。

西洋医学では「病気」でなければ「健康」と判断されてしまう。

しかし漢方医学では、「未病」の治療をすでに症状がはっきり出ている「既病」以上に重視します。漢方医学の最高峰『黄帝内経』においても、「上工は未病を治す」、つまりいい医者は目の前の症状よりも、患者の体質を考慮しつつ、これから起こり得る症状に備える、と語られているくらい。

白か黒かはっきりさせるのではなく、心身のバランスを「ほどのよい」ところに整えるのが東洋医学の特徴です。

人の腸もまた、一人一人みんな違うし、腸を整えるといっても、誰もが共通の「正解」はありません。だからじっくり時間をかけてバランスをとっていく「腸づくり」は東洋医学に合うのです。

⑥ なぜ乳母が必要だった？

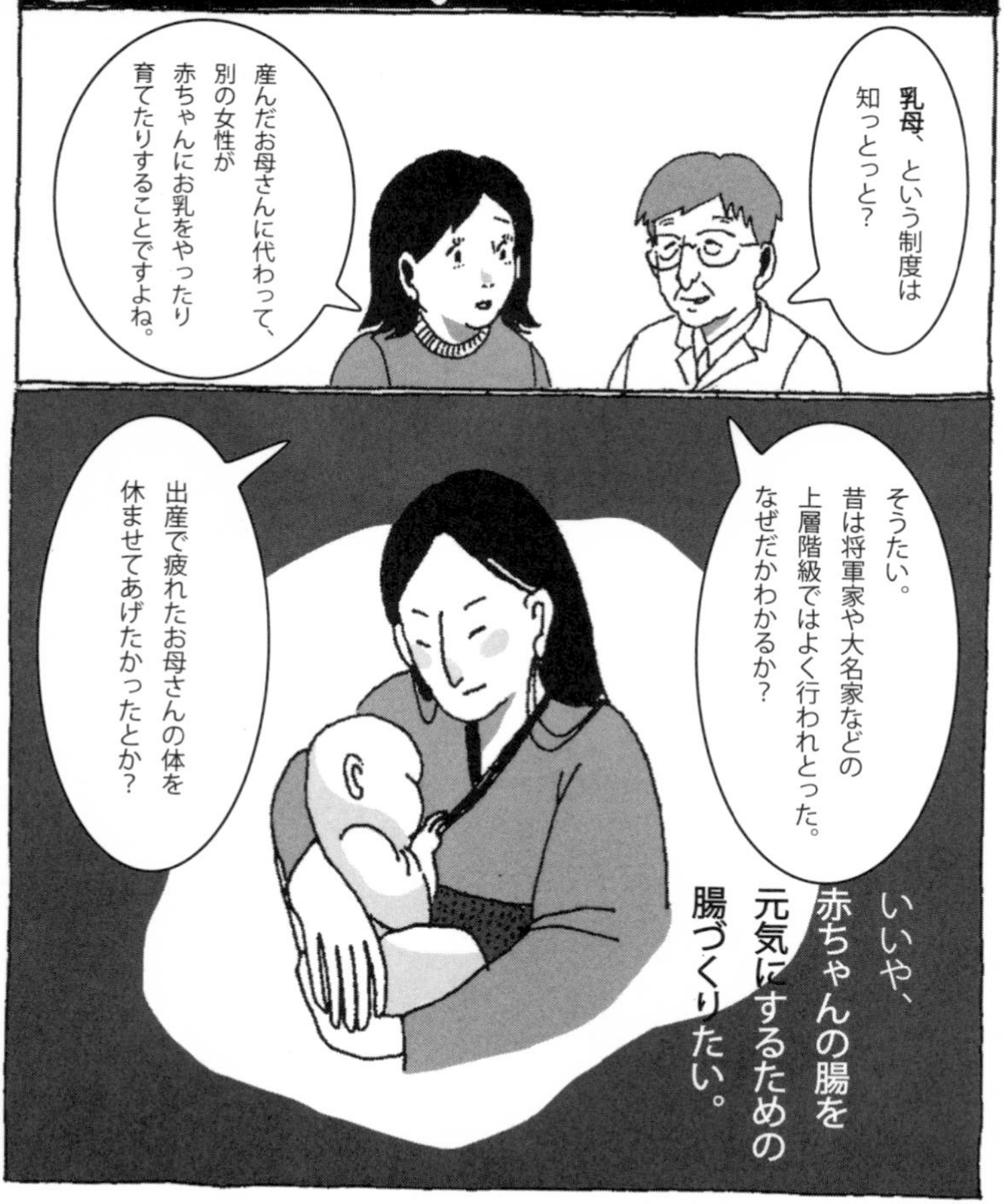
乳母、という制度は知っとっと？

産んだお母さんに代わって、別の女性が赤ちゃんにお乳をやったり育てたりすることですよね。

そうたい。昔は将軍家や大名家などの上層階級ではよく行われとった。なぜだかわかるか？

出産で疲れたお母さんの体を休ませてあげたかったとか？

いいや、赤ちゃんの腸を元気にするための腸づくりたい。

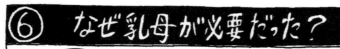

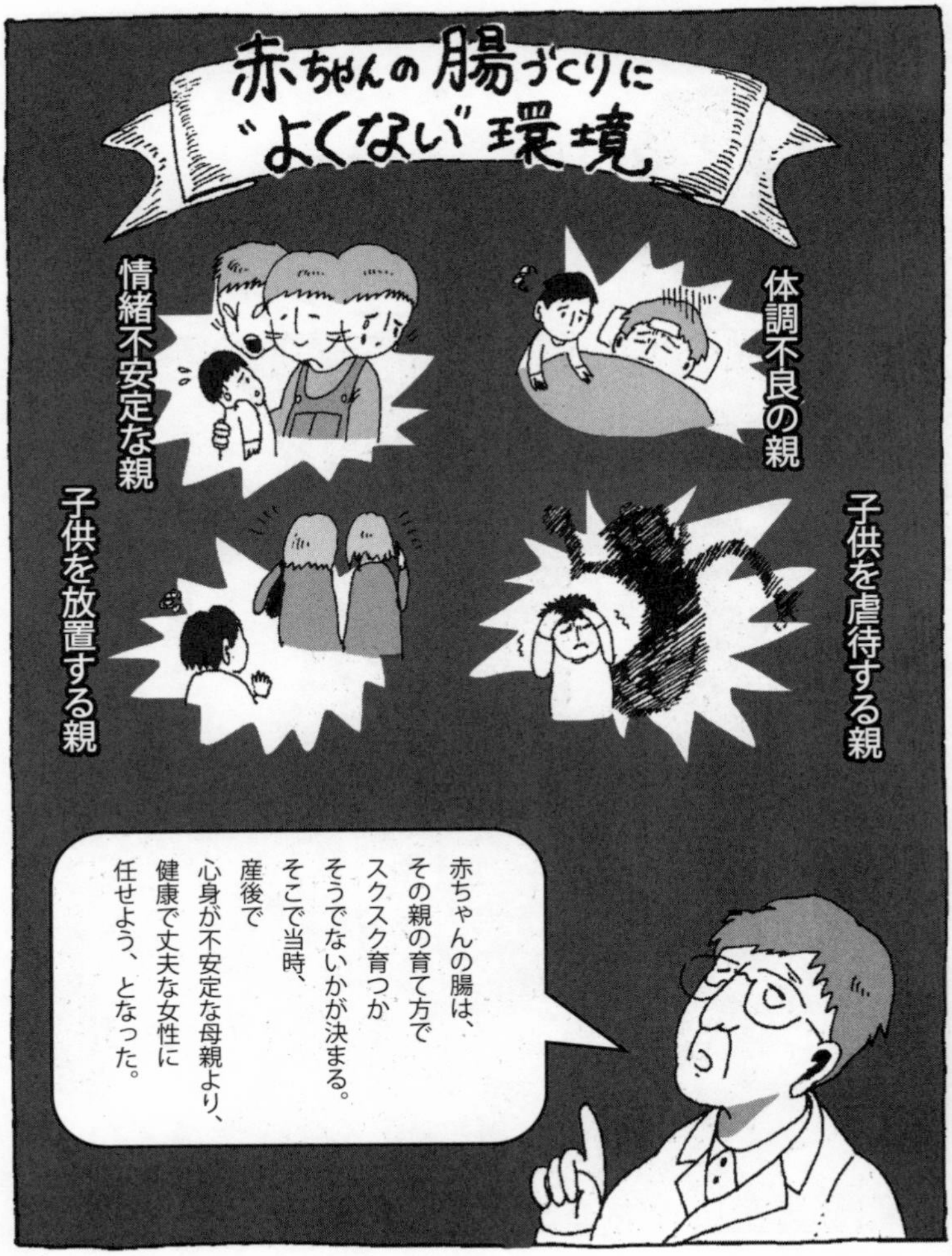
赤ちゃんの腸づくりに
"よくない"環境
情緒不安定な親
体調不良の親
子供を放置する親
子供を虐待する親
赤ちゃんの腸は、その親の育て方でスクスク育つかそうでないかが決まる。そこで当時、産後で心身が不安定な母親より、健康で丈夫な女性に任せよう、となった。

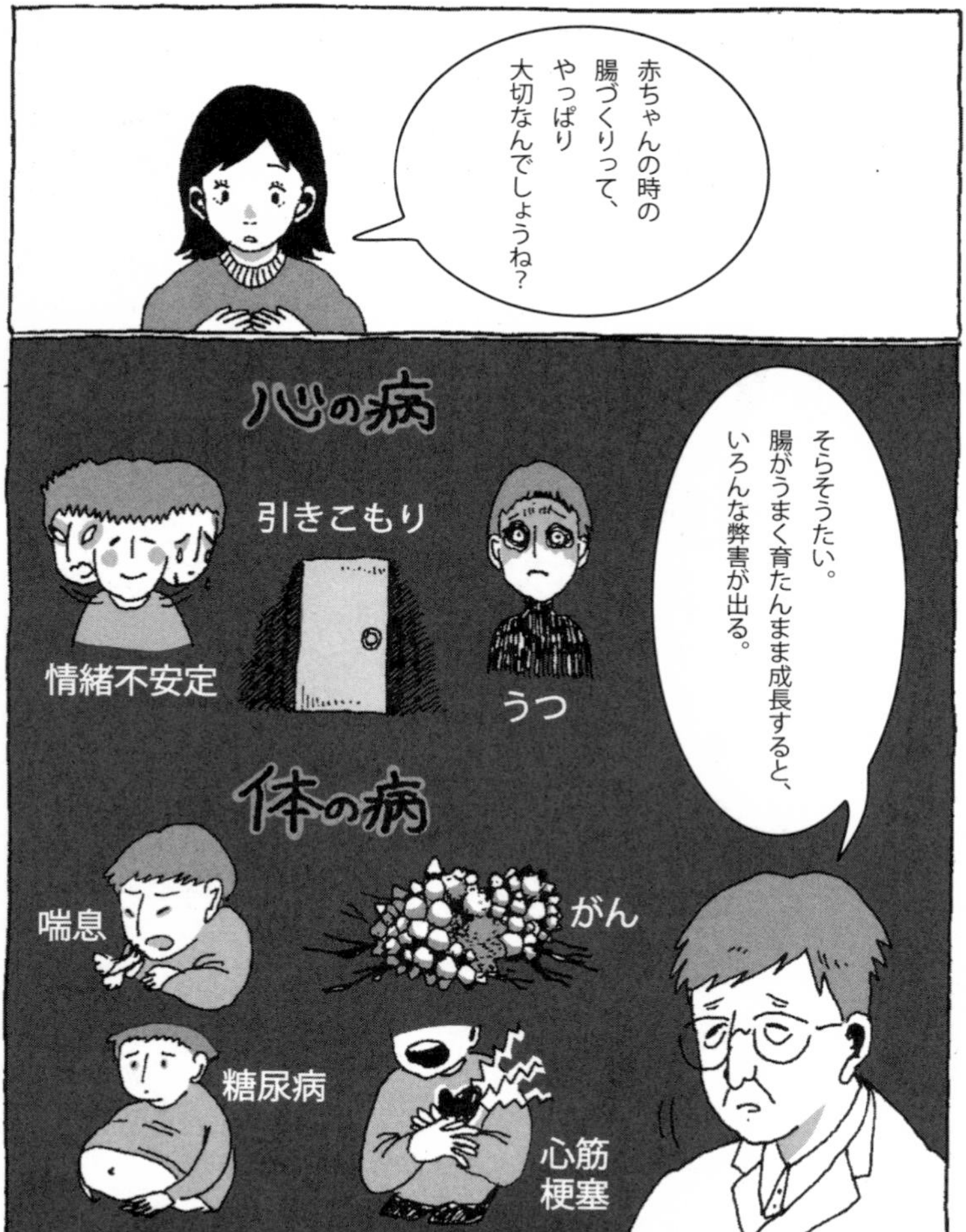
赤ちゃんの時の腸づくりって、やっぱり大切なんでしょうね？
そらそうたい。腸がうまく育たんまま成長すると、いろんな弊害が出る。
心の病
引きこもり
情緒不安定
うつ
体の病
喘息
がん
糖尿病
心筋梗塞

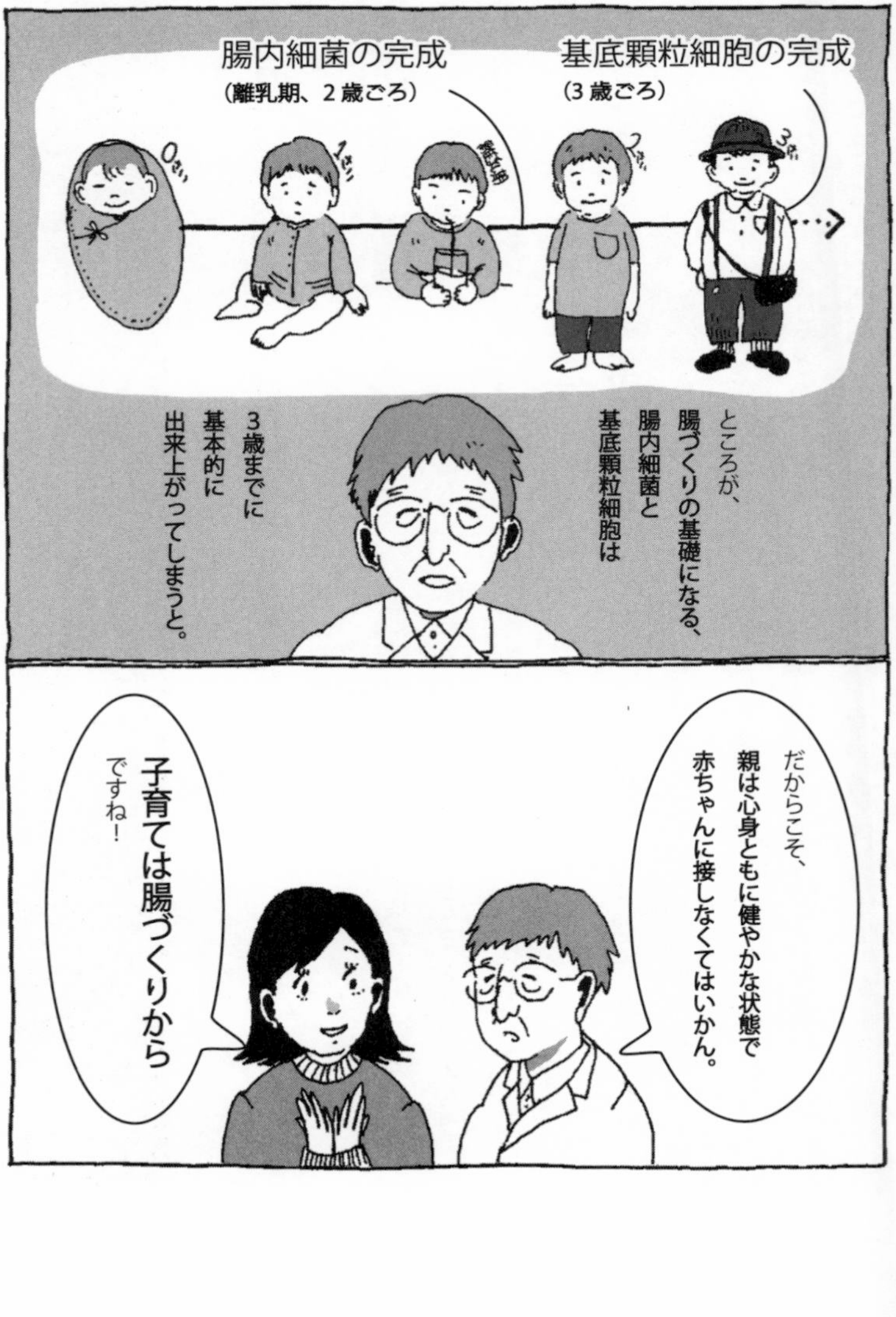
腸内細菌の完成
（離乳期、２歳ごろ）
基底顆粒細胞の完成
（３歳ごろ）
0さい
1さい
離乳期
2さい
3さい
ところが、腸づくりの基礎になる、腸内細菌と基底顆粒細胞は
3歳までに基本的に出来上がってしまうと。
だからこそ、親は心身ともに健やかな状態で赤ちゃんに接しなくてはいかん。
子育ては腸づくりからですね！

第六章　漢方薬の効能と問題点

漢方薬は腸内細菌、基底顆粒細胞と相性がいい

何度も語っている通り、腸は「ぬか床」と同じです。ぬか床においては乳酸菌など、十分に発酵菌が働かなくては、おいしくて栄養のある漬け物はできません。腸もまた、腸内細菌が活発に働かなくてはスムーズな養分の吸収も出来ないし、体の調整力も落ちる。とともに基底顆粒細胞のアンテナも鈍っていきます。

となればウイルスなどの体内への侵入を防御するのも難しい。ぜひ腸という「ぬか床」が常に元気になるように注意しておかないといけません。

当然、普段の食生活の中で暴飲暴食を控えるとか、運動不足を避けて出来るだけ腸が動きやすい体内環境を作るとか、日常生活の中で調整していく方法はあります。

ですが、それだけでは足りない。適度な水分量や温度を維持したり、かきまぜて空気

との触れ合わせる度合いの調整などは、日常生活の改善で事足りるとはいえないのです。薬はあった方がいい。

とはいえ、西洋医学によって生まれた西洋薬では、こうした「ぬか床」全体の動きをコントロールできる薬はなかなか見つからない。という以前に、「悪いところが見つかったら、そこを集中的に治す」のが西洋医学の「哲学」であるため、そんな薬を作る発想自体、出て来ないのかもしれません。

体温を測ったら、38℃もあった。ならばまず熱を下げなくては、といったように、検査によって出て来た数値を基準にして、病名を決めたり、治療法を決めたりしていくやり方は「ぬか床」の調節には合いません。なぜなら人は一人一人体質が違い、平熱が37℃くらいの方もいれば35℃台の方もいるからです。

だからこそ漢方薬なのです。

漢方薬には、前にも書いた通り、基本的に「血液をサラサラにして流れをよくする」「体内の水分を調節して多すぎたら排出し、少なすぎる部分には水を送り込む」「体内の温度を調節する」の三つの働きしかありません。

だからこそ逆に、様々に組み合わせることによって、どんな体質の「ぬか床」にも対応できるのです。平熱が低い方は低いなりに、高い方は高いなりに、ほどよきところに調節できるのが漢方薬の強みなのです。

また、漢方薬の多くは腸内細菌や基底顆粒細胞と非常に相性がいい。

一例をあげるならば、漢方薬の中に含まれる甘草（かんぞう）は、主成分を腸内細菌に食べられて、その廃棄物が腸に捨てられます。そしてこの廃棄物は血流によって体の各部位にわたり、そこで薬効が発揮されます。つまり甘草はエサとなって腸内細菌を元気にすると共に、腸内細菌の手助けで解毒や鎮痛の効果を生む。

いわば持ちつ持たれつの関係ですね。

そもそも漢方薬は基本的に腸に達して、腸内細菌によって分解されるからこそ効果が出てくるわけで、腸内細菌なくして薬効もないのです。

基底顆粒細胞についても、たとえば葛根湯などは、投与2、3分で薬効が出る場合などがありますが、あれは葛根湯が基底顆粒細胞に働きかけているからだろうと私は思います。

漢方薬ではありませんが、東洋医学の治療法の一つである鍼灸も、ツボを通して、全身の基底顆粒細胞に刺激を与え、ホルモンを放出させることで全身のバランスをコントロールしているのではないでしょうか。

西洋薬は、まず病気と闘って勝つのが大事。抗うつ剤や抗がん剤のように、直接の敵を叩きつぶすためには、腸内環境が荒れても仕方ない、という発想です。これでは腸内細菌や基底顆粒細胞と仲良くなれるわけがない。

「敵」「味方」と色分けしてすぐに戦闘態勢に入るのではなく、どんな相手とも共存の方法を探り、体に余計な負担をかけないようにするのが東洋医学のやり方であり、漢方薬の役割なのです。

「誰にでも効く薬」と「ある特定の誰かに効く薬」

もう少し、西洋薬と漢方薬の違いについて触れておきましょう。

西洋薬の最終目的は「誰にでも効く薬」なのですね。子供から大人、男性にも女性にもほぼ均等に近い薬効のあるものを作る。そのために、たとえば解熱鎮痛に使われるアスピリンがアセチルサリチル酸という化学物質であるように、自然にあるものではなくて、特定の物質を取り出して使っています。だからこそ、心臓や胃といった特定の部位や頭痛、不眠などの特定の症状に効果がある。

漢方薬は「ある特定の誰かに効く薬」なんです。自然の中にある「生薬」をブレンドして作っており、どこの部位とかどんな病気ではなく、体そのもののバランスを整える。

いい例が、下剤と便秘薬です。西洋薬では両者ははっきり分かれていて別々の薬になる。漢方薬ですと、一種類で、あくまで腸を整えるのを前提として、下痢でも便秘でも、どちらも治して正常な状態にするものがあります。

だいたい「薬」に対する考え方が違います。

西洋薬では、病気になったり、ケガを負ったりした時、それを治し、また病気を予防するのが「薬」です。しかし東洋医学では、「薬膳」などといったことばもある通り、食べ物も飲み物も、さらにいえば吸っている空気だって「薬」に含まれてしまう。「体にいいもの」はなんでも「薬」なのです。

青魚は体にいいと食べる人もいれば、アレルギーが出るので嫌い、という人もいる。そういう、人によって「薬」になったり、ならなかったりもするのです。

「病名医療」に漢方薬を使う「愚」

そんな中で、今、とても私が危惧しているのが、漢方薬を西洋医学の発想にそって使うケースがとても多いことです。

西洋医学の医師たちにとっても、西洋薬の限界はある程度感じられるようになったのかもしれません。たとえば花粉症一つとっても、鼻水が出るからと言って鼻の薬を、目がかゆいからといって目の薬を処方しても、根本的な解決にはならない。何か、もっと違うアプローチを、というので漢方薬を使う傾向は広がっているようです。

また多くの漢方薬が健康保険適用の処置を受けられるようになって、コスト的に使いやすくなったのもあるでしょう。

あくまで西洋薬の補助として使うことも目立ってきています。

ですが、私からすれば、間違った使い方をしたら、弊害を生み出すばかりで、いいことは何もないと思えるのです。

西洋医学の特徴の一つが「病名医療」です。まず病名を特定し、それに合わせて薬を処方する。風邪ならば風邪薬、頭痛なら頭痛薬、高血圧の数値が出れば降圧剤、といったように。

前にも話した「葉っぱが枯れそうになったら葉っぱを治療」のシステムです。

しかし、東洋医学はそのシステムそのものが違う。「葉っぱでなく根っこ」なのです。風邪も、頭痛も、高血圧も、すでに一人一人の体質から生まれているものとみて、それを見極めながら体全体をどうバランスよく整えられるかを探っていきます。漢方薬も、別にある特定の症状に効くのではなく、血流が良くなったり、体内が温度が上がったり、もっと大まかなものなのです。

しかし、西洋式に慣れた医師たちは、「病名医療」のシステムにそって漢方薬を使ってしまう。

たとえば葛根湯です。あれは本来、体の表面、いわゆる「表」の温度を上げる薬なのです。その結果、風邪が治ったり、頭痛が治ったりもします。でも、あくまで葛根湯が効くのは喉などの体の表面部分で、気管支や内臓から来る風邪の症状に効くことはありません。

ところが、医師の多くが、「風邪」なら「葛根湯」と機械的に処方したりする。

とても正しい漢方薬の使い方とはいえません。

困るのは医師だけでなく、メーカー側まで積極的に「病名医療」システムでの漢方薬使用を推奨していることです。

企業側の考えとしてはよくわかります。うまく世の中のシステムに乗って、健康保険でどんどん使ってもらえば、それだけ利益も上がる。だからといって、「儲け」一辺倒になるのは、やはり問題ではないでしょうか。

元来、漢方薬に胃腸薬だの頭痛薬だの、そんな体の一部にだけ効く薬はないのです。腸を中心に体全体を調節して自然治癒力、免疫力などを高めて健康を保つものです。

それを捻じ曲げて、「この漢方薬はこの病気に効く」とやってしまった挙げ句に起きたのが「小柴胡湯」事件です。小柴胡湯は肝臓病に効くから、とメーカーも医師も推奨していったあげく、副作用で死者まで出してしまいました。

小柴胡湯は、本来、内臓などを冷やし、余分な水分を排出する効果のある漢方薬です。それが肝炎などに効く、となった途端に多用するうちに間質性肺炎で亡くなってしまう人が出て来た。

漢方薬は副作用が少ない、とのイメージはあるとしても、副作用が皆無ではないのです。

だれも野球のボールでテニスをしたりはしないでしょ。医学の世界では、現実に、そういうことが行われているのです。

コロナワクチンからみる「特効薬」信仰

不思議ですね。

多くの人たちが、より科学的で、より進んでいると考えている西洋医学の世界に、なぜか「特効薬信仰」がある。

「病名医療」の終着点として、ガンならばこの薬、糖尿病ならこの薬、と必ず病気が治る薬を開発しようとしているように感じられます。かつて自分たちは、数多くの伝染病を、新たな治療法や薬の開発で根絶させた、だから今後も出来る筈だ、と。

医療の発展とは、そうした「特効薬」を作り出すことであり、もしダメな部位があれば臓器移植などで入れ替えてしまえばいいじゃないか。

なぜかやっていることが、2千年以上前にいた中国の最初の皇帝・秦の始皇帝と変わりません。始皇帝は「不老不死」を望み、国力を傾けかねないほどの人と富を使って、万能の薬を捜させました。すべての権力を握った始皇帝にとって、この世に自分の思い通りにならないものはない、と思ったのでしょう。

ですが、結局は50歳になる前に死んでしまいました。

要するにあれほどの人物でも「特効薬」は探せなかったのです。

体の外から入ってくるものが、体の中に起きているトラブルをすべて解決してくれる、などというのは、マトモに考えてもあり得ないではないですか。一時的にストレスを１００％解消してくれるとしたら、覚せい剤でも使えばいいのかもしれませんが、薬効が消えた後は地獄です。

漢方薬は、その長い歴史の中でも、「誰にでも効く」特効薬を目指したことはありません。

コロナウイルスが蔓延してから、私が何よりクビをかしげたのが、世の中の大多数の人たちが、まるでワクチンさえ開発すればコロナショックは終わる、と考えていたことです。

専門家と呼ばれる人たちの中にも、

「ワクチンさえ開発できれば、明るい未来がやって来る」

などといった楽観的なコメントがありました。

「やっぱり日本人は世の中のムードに乗せられやすいんだな」

と感じるしかありませんでした。

「食物繊維さえたくさん摂取すれば腸は健康になる」

そんな声を聞くと、すぐに食物繊維を過剰に食べるようになる。

「オリーブオイルさえ摂取すれば生活習慣病になりにくい」

またすぐオリーブオイルを過剰に使うようになる。

「コロナワクチン」も、それとあまり変わりません。さすがにコロナウイルスの変異種が出て来たりもして、次第に「特効薬」としての期待値は弱まってはいったものの、それでもまだ、どんな体質の人に対しても均等に効果を発揮するワクチンが存在して、それがウイルスを撲滅してくれる、との幻想は消えていません。

たぶん効く人には効くが、効かない人には効かないだろう、と私は思います。

あくまで主役は、もともと体の中にある自然治癒力や免疫力や、それらを包括する調整力なのです。漢方薬は、わき役として、その働きを後押しする。予防の選択肢の一つとしてワクチンがあるのはいいとしても、「特効薬」として期待しすぎるのは、やはりおかしい。

漢方薬と「エビデンス」

漢方薬や東洋医学の話になると、必ず問われるのが「エビデンス」です。「どれだけエラそうなことを言っても、東洋医学の治療法にはエビデンスがないじゃないか」とか。エビデンスとは証拠とか根拠。つまり「エビデンスがある」というのは、多くの患者などを調査して得られたデータなどで、効果があると認められた場合なのですね。

私のやっている、「腹診」に従っての漢方薬処方、などは、とりあえず「エビデンスなし」と否定されることが多い。医師本人の勘だけに頼って、客観的な数値などはみていないからです。いちいち血液検査をしてから腹診、なんて私はしません。

しかし、この「エビデンス」そのものが、西洋医学から出て来た発想ですよね。それを、まったく「哲学」そのものが違う東洋医学にあてはめても、西洋人が「日本の相撲取りはデブで体脂肪率が高い人間が多いからスポーツマンとしては認めん」と言ってるようなもので、どうも私としても納得できません。

そもそも血糖値が異常に高くてもピンピンしてる人はいるし、ちょっと高いだけで糖尿病の症状に苦しんでいる人もいる。野球だって球速160キロのボールが打たれて、120キロで三振をとれたりもする。人によって、また場面によって結果は違うんです。「100人のうち99人は効きました。エビデンスのある薬です」といわれたって、あなたは、効かない方の残りの一人かもしれません。

数値ですべてが決まる、という考え自体がおかしいのではないでしょうか?

医学界以上にエビデンスにうるさいのはマスコミです。特にテレビ局とか。視聴者から叩かれたりするのが恐いのでしょうが、まず出演交渉の電話がかかってきたりすると き、「その治療法にはエビデンスがありますか?」などと聞いてくる。

で、「はっきりしたデータはない」と答えたら、出演はボツになったりします。

立場上、仕方ないかもしれないが、そういう人たちにこそ、東洋医学は、違う価値観で成立しているのを知ってほしい。100人集めて、その平均値をとって治療法を決めるのではなく、一人一人が違うのを前提にして、やっているんです。

さらにいうと、漢方薬は「エビデンス」的には西洋薬に比べて圧倒的に不利です。ほぼ単一の成分で出来ている西洋薬なら、どんな効果があったかのデータを出しやすいですが、漢方薬は自然の中の「生薬」の組み合わせから出来ているため、わかりやすいデータを示しにくい。数値が出しにくいのです。

降圧剤を飲めば血圧の数値は明らかに低下するとしても、じゃあこの漢方薬を飲めば低下する、とははっきり言えない。

でも、仮に、そのデータを、狭い実験室の世界での集計でなく、もっと大きく歴史そのものの中でとらえてみたらどうでしょう。

漢方薬は、中国で何千年もかけて、何千万、あるいは億単位の人たちによる「人体実験」の繰り返しで完成されてきたものです。エビデンスというなら、これほど壮大なエビデンスはありません。

何でも細かく分解して、特定の成分を抽出し、ある特定の病気に対する効果を認定する、それがまさに西洋医学の方式です。今、現にコロナウイルス対策のワクチン開発などは、そうしたやり方で突破口を生み出そうとしているわけですね。

今後もそのやり方の繰り返しで、また新たな新型ウイルスが登場したら、同じようにワクチンを作っていくしかない。堂々巡りです。

葉っぱや花ばかり治療していって右往左往するより、じっくり腰を据えて根っこを治し、免疫力をはじめとした調整力を上げていく方が先決なのではないか？　その時に漢方薬は役に立つと思います。

漢方薬の正しい飲み方

漢方薬にも、飲み方によって効果は変わります。どのように飲むといいかについても、簡単にご説明しましょう。

基本的に、漢方薬はお湯で溶いて飲むのがいいです。特に「・・湯」と最後に「湯」が付く漢方薬は、もともとは生薬を煎じて、その汁を飲んでいたもので、今、普通に処方される粉末状のエキスになっているものも、お湯で溶いた方が高い薬効が期待できます。

また、漢方薬は苦いからと、オブラートに包んで飲む方もいます。これは出来れば避

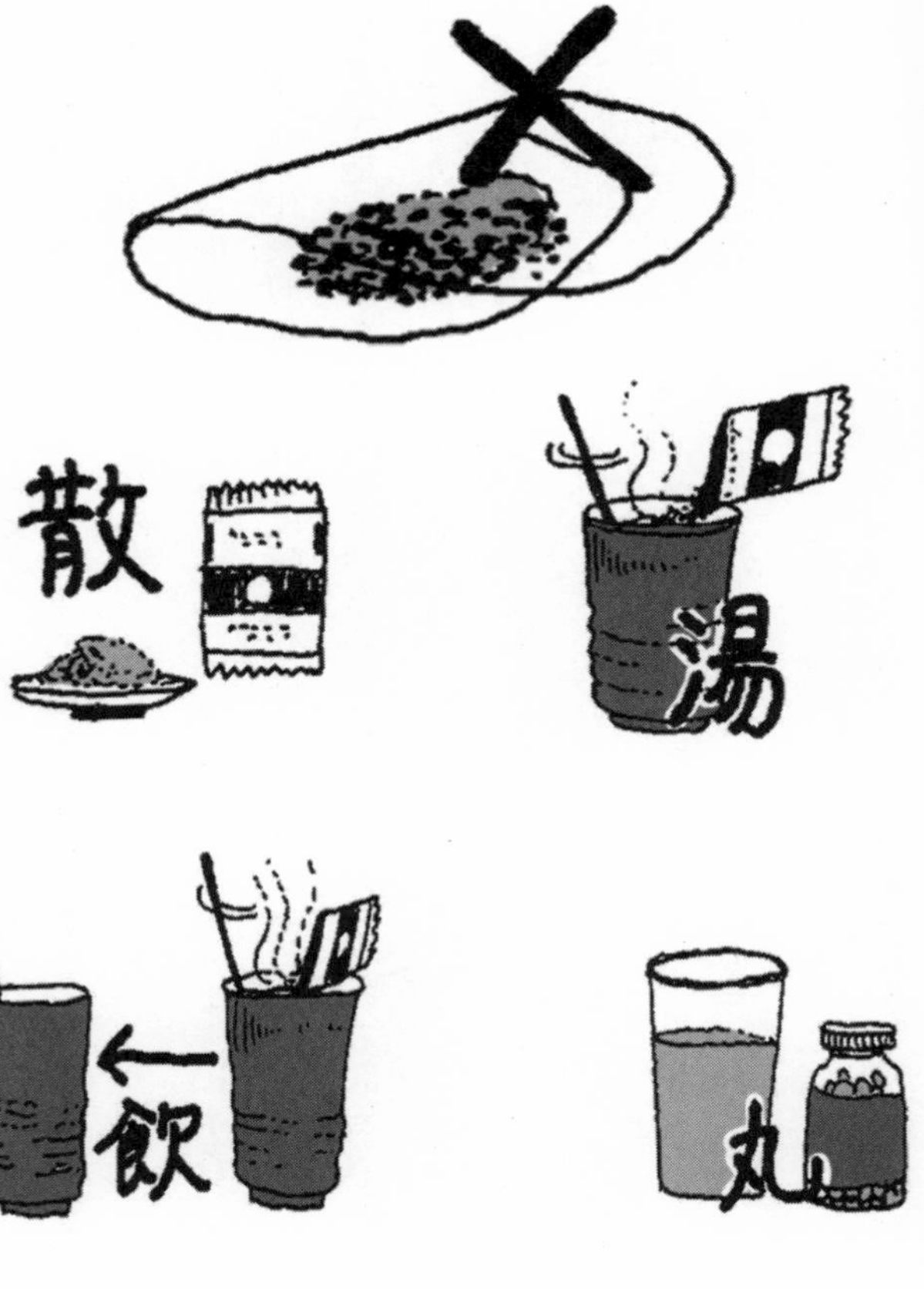
散
湯
飲
丸

けた方がいいですね。本来、漢方薬は腸だけではなく、口から腸管を通っていく過程で様々な部位の基底顆粒細胞に作用してその効果を発揮すると私は考えます。だからオブラートに包むと、せっかく飲んでも、ある部位の基底顆粒細胞には反応しないまま通過してしまったりするのです。これはもったいない。

ただし最後に「丸」のつく薬については、普通の西洋薬のように水と一緒に飲んでもいいでしょう。代表的なところでは腰痛や排尿がうまくできず苦しんでいる人などに処方される八味地黄丸とか。この薬は、そのまま飲むと胃を痛める危険があり、ハチミツや胡麻などで丸薬にし、胃を過ぎて腸に達したところで溶けるようになっているのです。

また「散」のつく薬もありますね。それはそのまま飲んでいいタイプのものです。

だいたいは「湯」「丸」「散」のどれかに含められますが、例外もあります。「飲」のつく「温清飲」などは、溶いてから冷やして飲むのがいい。

座薬にして肛門から入れるタイプのものもあります。

また、これもあくまで基本的に、なんですが、漢方薬は空腹時に飲むのが望ましい。これは他の食べ物との相互作用で薬効が変わってしまったり、薄れてしまうケースがあるからです。漢方薬の中には、お茶や、清涼飲料水、牛乳と一緒に飲むだけで期待した効果が出なかったりするものもあります。まして食べ物を食べた後では、どんな変化が起きるかわからない。

空腹時に飲むのが、一番安心です。

うっかり忘れたり、食前で飲む時間がなかったりしても、多少効き目が鈍ることはあっても、飲んだ方がいいでしょう。

一日分として、病院では朝昼晩と三回分の処方がされます。それで朝晩はしっかり飲んでも昼は薬を持ち忘れて飲まなかった、といったことはよくあります。

こういったことは、出来るだけ処方した医師にお話ください。医師側としては、処方した薬はすべて飲んでいる、との仮定のもと、薬の効きの良しあしを判断して、また次にどんな処方をするか決めます。その判断材料となるのです。

たまにエキス製剤を飲むと、下痢を起こしたりする方もいます。これは漢方薬メーカーの中に、製造時に乳糖を入れて味を整えたりしている場合があり、その乳糖が体質に合わないことがあるのです。

これもすぐに医師に報告してほしい。すぐに乳糖抜きにチェンジします。

漢方薬は西洋医学と共存できる

繰り返し言います。私は別に東洋医学が西洋医学より上だとか、漢方薬が西洋薬より上だとか唱えているわけじゃありません。現に、より素早く「水をさばく」、つまり急な水分調整のためにステロイドを使ったりもします。限られた時間で目に見える薬効を出すためには西洋薬の方がいい場合が多い。

得意分野が違うだけなのです。野球のバッターでも、速い球を打つのが得意な人や変化球やユルい球の方が得意な人がいるように、それぞれ相手ピッチャーに合わせて対応していけばいい。

その意味で、私は今のコロナ感染は、ワクチン開発で一気に「敵」をねじ伏せる西洋式では克服は難しく、最終的には「共存」を志向する東洋式でいくしかないのでは、と思っているのです。「自然を征服」しようとする西洋薬よりも、「自然と調和する」漢方薬の方が合っている。

だから西洋薬と漢方薬も、うまくすみ分けるべきなのです。

お腹が痛ければ、まず鎮痛剤でその痛みを止める。心のバランスが崩れていれば、まず精神安定剤などで抑える。それで健康に戻れるのなら、何も漢方薬の出番は必要ありません。緊急のトラブルには西洋薬の方が強い。人間の体には自然治癒力が備わっているので、たいがいのものは、自然に治っていきます。

だが、それでも治らず、体質そのものの改善をしなくてはいけなくなったら、漢方薬の出番です。ゆっくり漢方薬で腸を整え、心身も整えていくのです。

どうやらコロナウイルスも、救急処置だけでは間に合わなかったようです。ならばあまり焦らず、じっくり腸内細菌や基底顆粒細胞が働きやすい環境づくりに時間をかけるしかないでしょう。

⑦ 葛根湯は風邪薬？

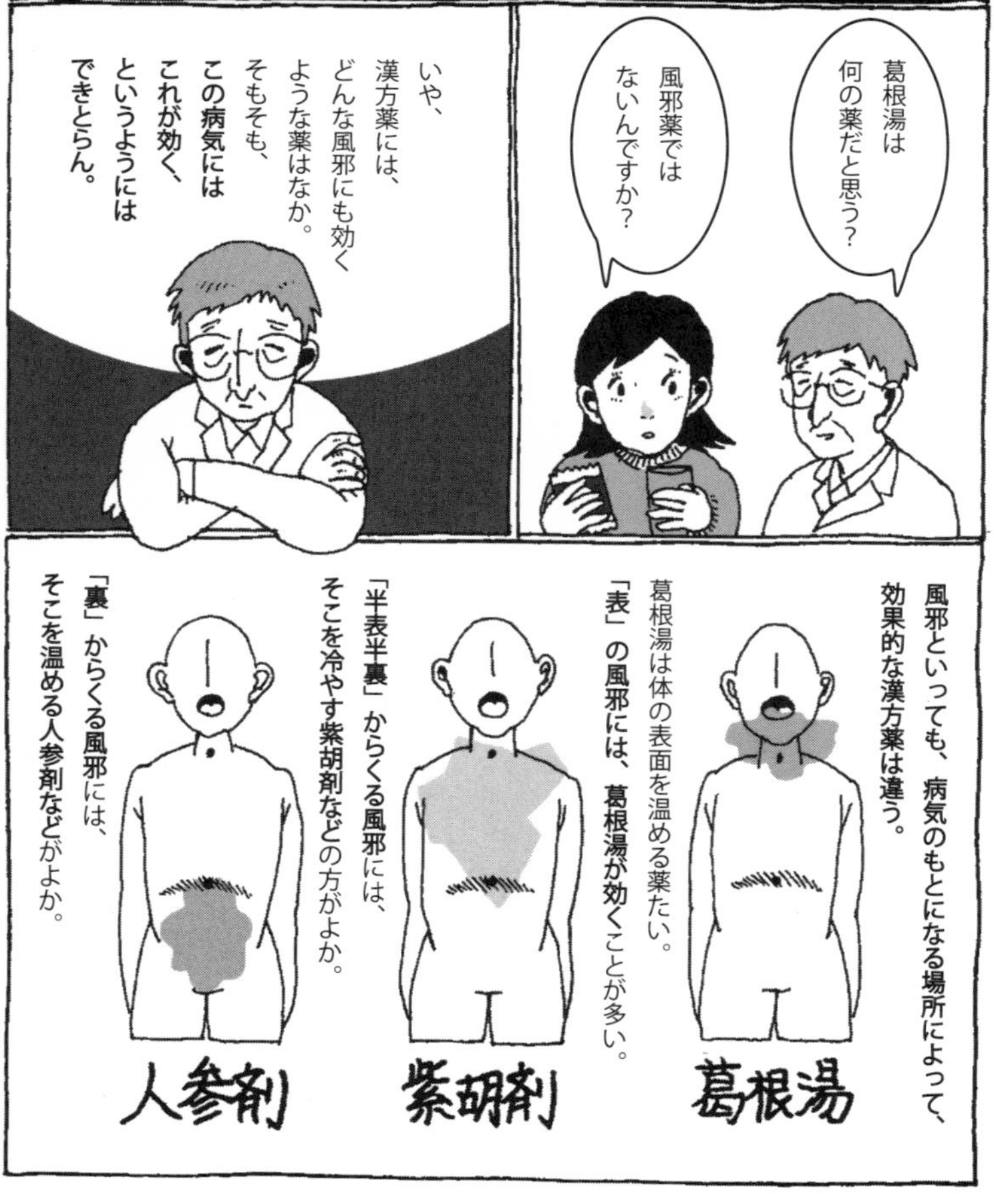

葛根湯は何の薬だと思う？

風邪薬ではないんですか？

いや、漢方薬には、どんな風邪にも効くような薬はなか。そもそも、この病気にはこれが効く、というようにはできとらん。

風邪といっても、病気のもとになる場所によって、効果的な漢方薬は違う。

葛根湯は体の表面を温める薬たい。「表」の風邪には、葛根湯が効くことが多い。

「半表半裏」からくる風邪には、そこを冷やす紫胡剤などの方がよか。

「裏」からくる風邪には、そこを温める人参剤などがよか。

葛根湯
紫胡剤
人参剤

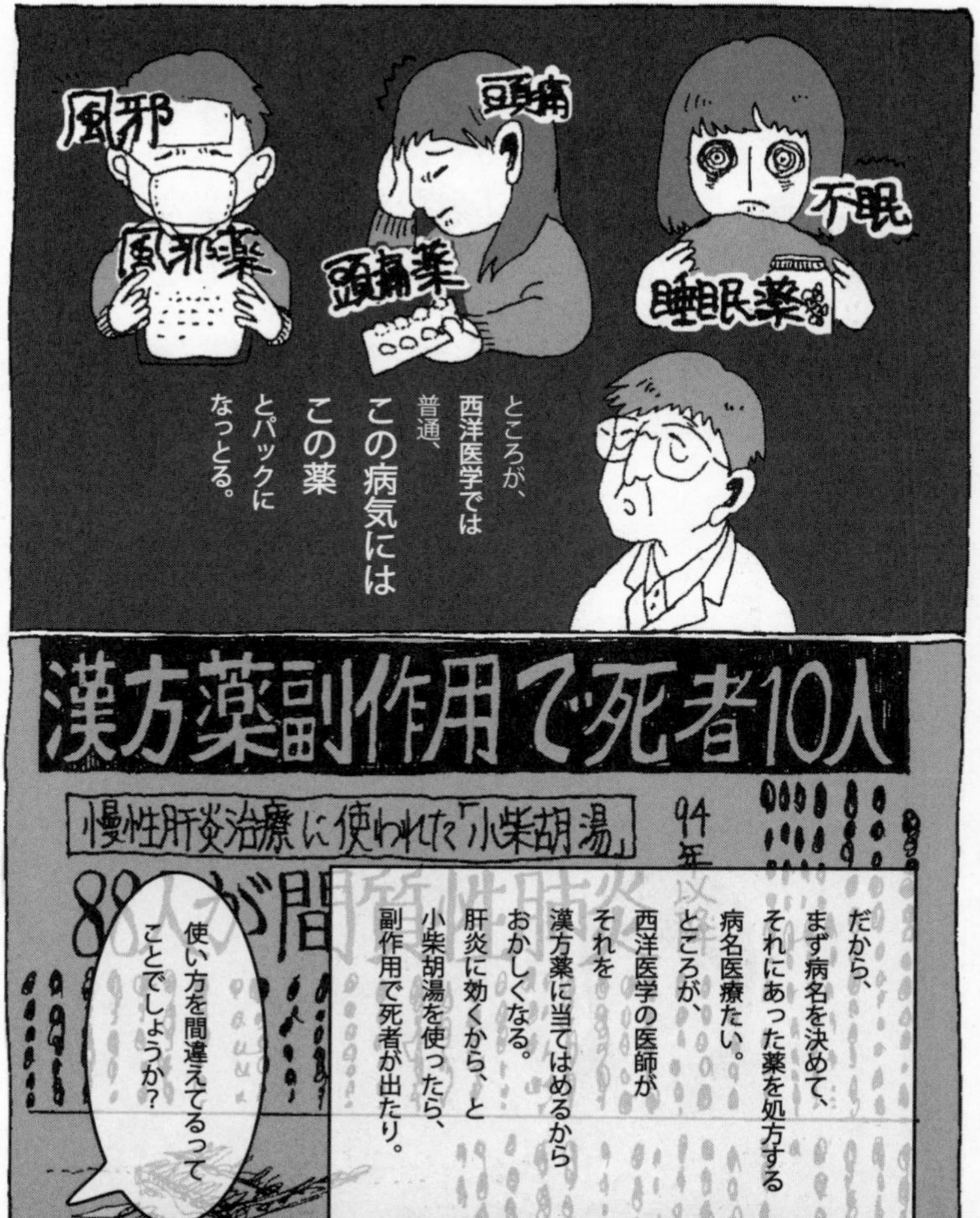
風邪
頭痛
不眠
風邪薬
頭痛薬
睡眠薬
ところが、
西洋医学では
普通、
この病気には
この薬
とパックに
なっとる。
漢方薬副作用で死者10人
慢性肝炎治療に使われた「小柴胡湯」
94年
だから、
まず病名を決めて、
それにあった薬を処方する
病名医療たい。
ところが、
西洋医学の医師が
それを
漢方薬に当てはめるから
おかしくなる。
肝炎に効くから、と
小柴胡湯を使ったら、
副作用で死者が出たり。
使い方を間違えてるって
ことでしょうか?

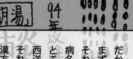

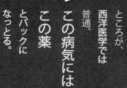

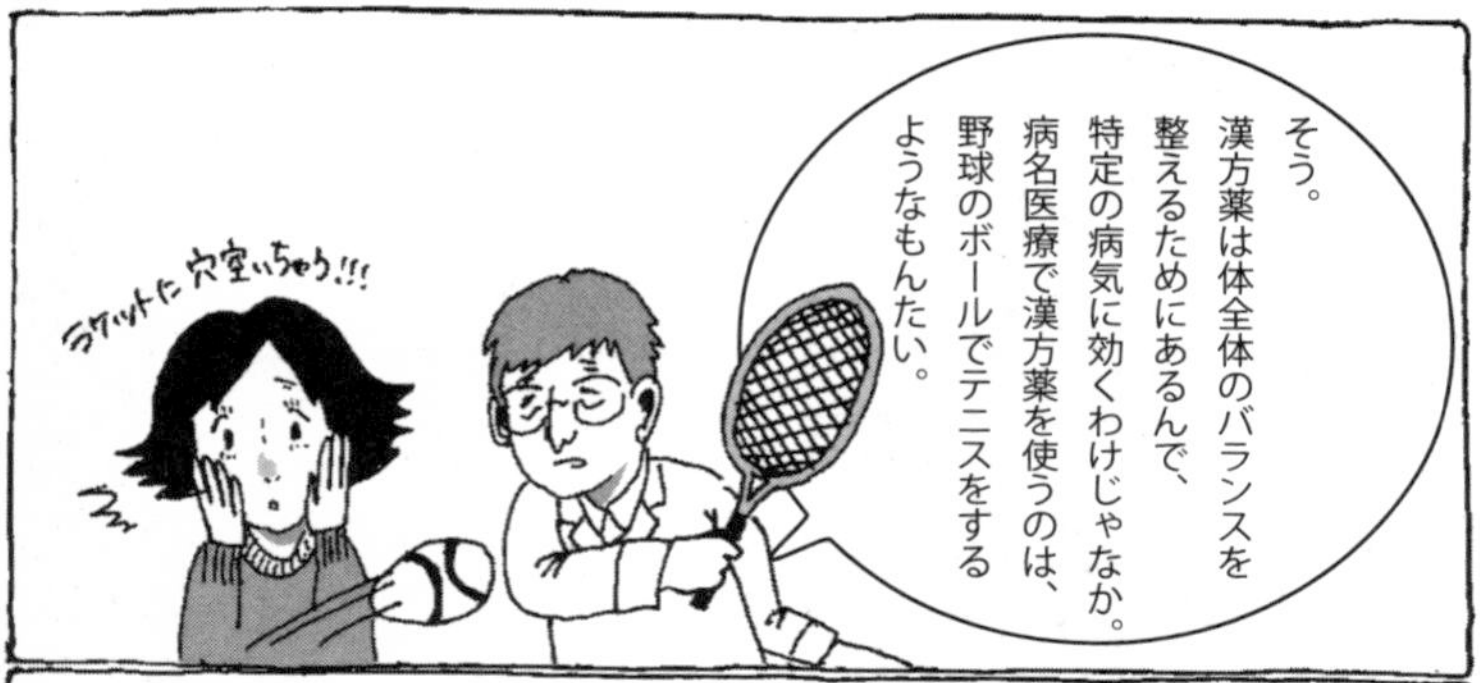
そう。漢方薬は体全体のバランスを整えるためにあるんで、特定の病気に効くわけじゃなか。病名医療で漢方薬を使うのは、野球のボールでテニスをするようなもんたい。
ラケットに穴空いちゃう!!!

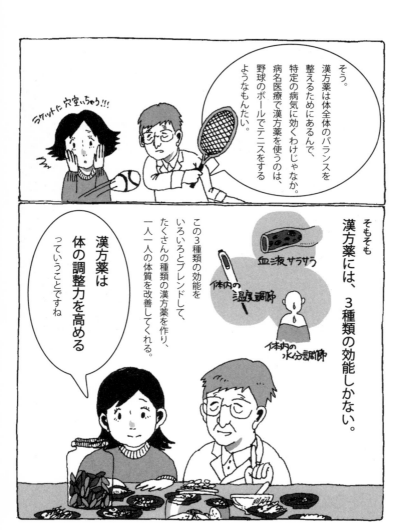

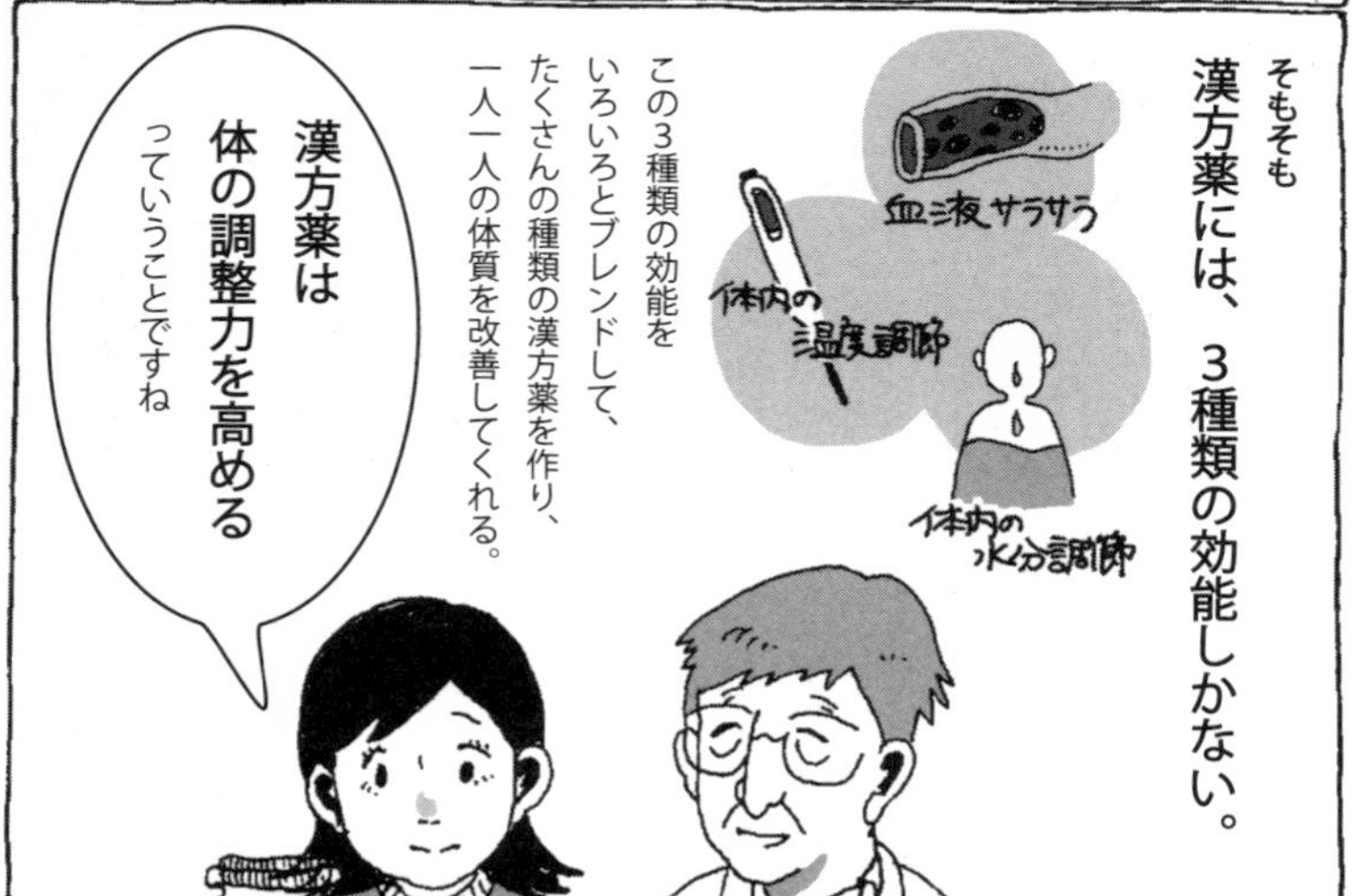
そもそも
漢方薬には、3種類の効能しかない。
血液サラサラ
体内の温度調節
体内の水分調節
この3種類の効能をいろいろとブレンドして、たくさんの種類の漢方薬を作り、一人一人の体質を改善してくれる。
漢方薬は体の調整力を高めるっていうことですね

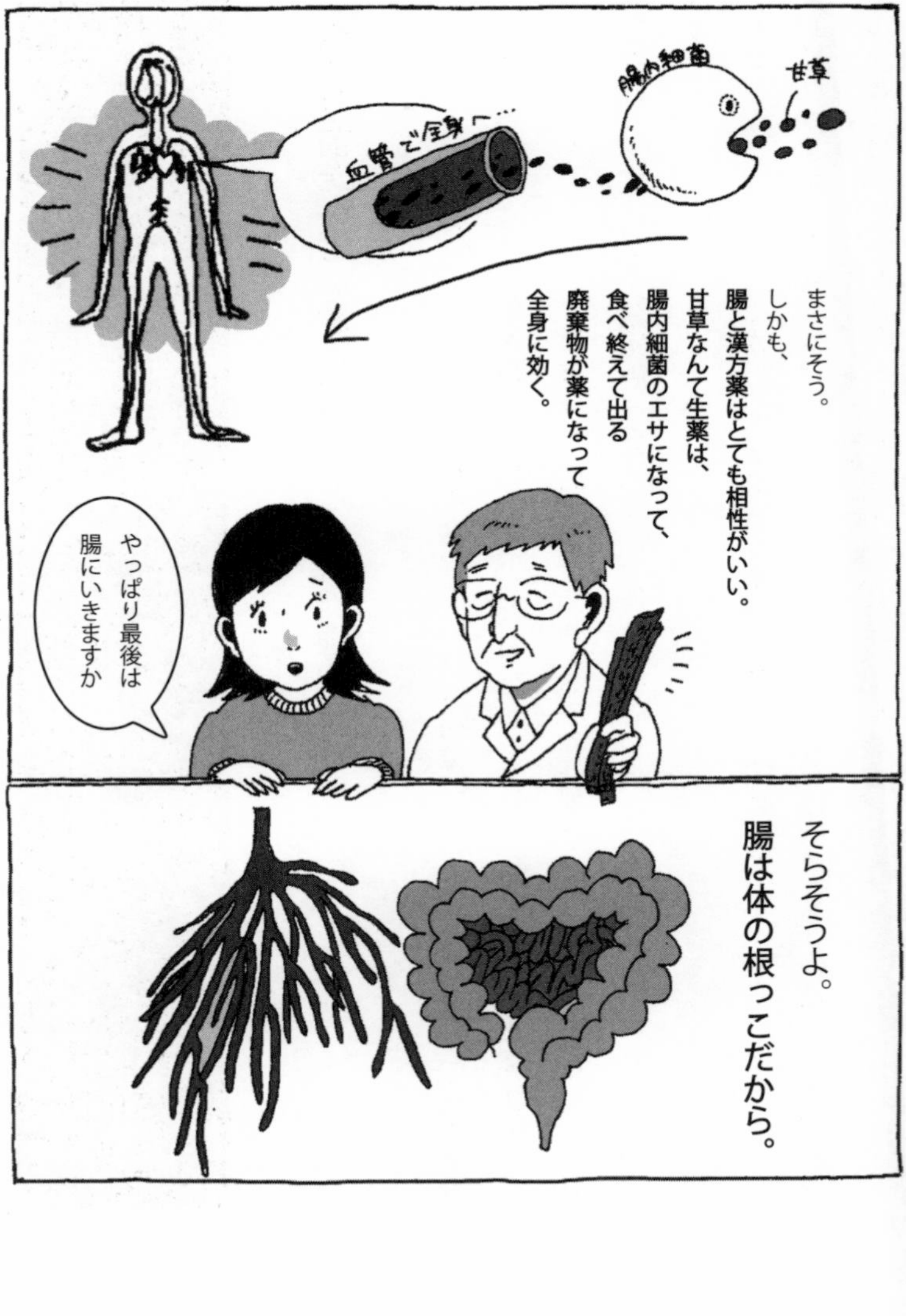

腸内細菌
甘草
血管で全身へ…
まさにそう。
しかも、
腸と漢方薬はとても相性がいい。
甘草なんて生薬は、
腸内細菌のエサになって、
食べ終えて出る
廃棄物が薬になって
全身に効く。
やっぱり最後は
腸にいきますか
そらそうよ。
腸は体の根っこだから。

第七章　日常で欠かせない腸内細菌と基底顆粒細胞のケア

当たり前だけど「腹八分目」と「よく噛む」

正直言って、私は「こんな食べ物を食べていれば病気にならない」とか、「こんな暮らしをしていればウイルス感染を防げる」といった、ノーハウ的なことはあまり得意ではありません。それでも患者さんに聞かれれば、ある程度までは答えるのですが、そもそも誰にもあてはまる健康法などは、そんなにないのじゃないかと思っているくらいですから。

ウコンが体にいい、とか、「お笑い」が健康を生む、とかいろいろいわれますが、体質的にウコンが苦手な人もいるでしょうし、笑いたくもないのに笑うのは、かえってストレスがたまって体によくないんじゃないかとも思います。

ただし、最低限、こうした方が腸内細菌や基底顆粒細胞、ひいては「体の根っこ」である腸にいいだろう、という方法はあります。

ごく常識的なことばかりなので、「そんなことか」とガッカリされるかもしれません。しかし、皆さんも、コロナウイルス対策となったら、もともとインフルエンザ対策の際にも常識であった手洗い、うがい、それにマスク着用から始めるでしょ。

たとえば「腹八分目」などは、その代表例ですね。これは、どんな体質の方にも共通しています。

毎日、お腹いっぱいに食べれば、必要以上の栄養が体の中に入って、余分なゴミも体の中にたまってしまう。腸内細菌も、それをいちいち処理していこうとすれば疲れ切ってしまうでしょう。基底顆粒細胞のアンテナも、感度が鈍くなってしまう。

そこを「腹八分目」にとどめておけば、適量の内容物が腸に入ってきて、腸内細菌もスムーズに分解してくれて、便通もまたスムーズになるのです。

「満員電車」を見たってよくわかるではないですか。電車の乗り降りにも時間がかかって、駅からの出発が遅れたりする。ある程度余裕があれば、スイスイと乗降できるのに。

「腸はぬか床」の考えからも、あてはまります。溢れるくらいに野菜を入れたぬか床は、落ち着いて細菌が活動するスペースがなくなって、発酵がうまく進みません。

暴飲暴食は腸に悪影響をもたらすのです。

「よく噛む」というのも、当たり前だけど大事な事の一つです。

またぬか床の話になりますが、たとえば大根を漬ける時でも、まるまる一本をそのまま漬けこんだりはしませんよね。適度な大きさに切ります。そうしないとうまく細菌が全体に行きわたらなくなって、発酵が進みません。

腸だって変わらないのです。

食べ物が腸管を通って腸に到達した時、その栄養分の吸収もしやすく、基底顆粒細胞によるホルモン分泌も盛んになって、腸内細菌による処理もスムーズに出来、排便も楽にするためには、食べ物を前もって、より小さく刻んだり砕いたりするのが大事。

しかも、慌てて食べない。

どうせなら、一口食べるごとに箸をおくぐらいの気持ちでいた方がいいでしょう。どうしても箸を持ち続けると、次から次と食べ物を口に運んでしまう。人間の体は、食事をしている間にも消化吸収は始まっていて、血糖値は上昇していきます。それに大脳の満腹中枢が反応して、自然に満腹感が湧いてくる。ところが、急いで食べてしまうと満腹感が湧く前にさらに食べ物を口に運んで、「腹八分目」を超えて行ってしまう。

腸内細菌、ことに善玉菌には大敵の「満員電車」状態のお腹になってしまうのです。

「寒熱」のバランスの取れた食事を

お腹を、適切な温度に保つ、これもまた誰にでも当てはまる大事な健康法です。

東洋医学では、「寒熱」のバランスを重視します。「証」、つまり人間の体質は「寒熱」によって決まる、ともいわれているくらい。

「手足が冷える」という寒体質の人もいれば、「手足がほてる」熱体質の人もいる。便も、「寒熱」の体質によって、下痢気味になったり、便秘気味になったりする。ただし、すべては生まれつきのものではなく、その時々の体調によって変化もします。同じお腹の中でも、臓器によっては「寒」で、別の臓器は「熱」のこともある。

東洋医学では、その「寒熱」を調節し、「冷え」も「ほてり」もない中庸の状態がいい、と考えられています。特に「根っこ」である腸の「寒熱」が大切で、中庸が保たれた時に、最も活発に腸内細菌や基底顆粒細胞が活動できる。「お腹を冷やすな」とはよく言われることですが、温めすぎも決してよくはないのです。

それゆえに、東洋医学では、食べものを、体を温めるもの、冷やすもの、どちらともいえないもの、と三つに分けて考えています。

では、どれが温める食べもので、どれが冷やすものか？　実は専門家によって意見が分かれたりするのですが、あくまで私の基準で申し上げます。

たとえば海産物。マグロはお腹を冷やすので、ガリやワサビといった温める食べ物と一緒に摂る。わかりますね。体、特にお腹を冷やす食べものを食べたら、温かい食べものと組み合わせて中庸にしていけばいいわけです。

海産物なら、イワシ、アナゴ、サケ、カツオは温め、マグロ、ウナギ、カニあたりは冷やす。野菜ならピーマン、ニラ、ニンジン、ネギ、ショウガは温めるが、キューリ、トマト、ナス、大根は冷やします。

肉ならば温めるのは鶏肉、牛肉、羊肉などで、豚肉、馬肉は冷やします。だから豚肉はショウガと合わせてしょうが焼きで食べるのはとてもいい。

食べ物だけではありません。食後のお茶でも温めるものと冷やすものはあります。杜仲茶、ほうじ茶、紅茶は温めますが、緑茶や麦茶はどちらかというと冷やす。だから夏場、汗をかいた後は緑茶、麦茶がいいし、寝る前はお腹を温めるためにほうじ茶がいい。

勘違いされるとまずいんですが、別にその食べものや飲み物の温度とは関係ありません。それ自体が持っている性質です。豚肉を「温める食材」に変えようと、高温で焼いたり煮たりしたからといって、変えられるものではない。

ちなみに、冷やす食材の中でも、最も極端なものと言えば「干し柿」です。あれはお腹を強烈に冷やす。食べる際に注意が必要なくらい。できたら、温めてくれる食材や飲み物と一緒に摂るのをお勧めしたい。

ちなみに、漢方薬もまた、この「寒熱」を整えるために開発された、といってもいいくらいなのです。たとえば人参養栄湯ならば「温める」し、柴胡剤なら、お腹を「冷やす」。そうした機能をうまくミックスさせて、一番いい状態にもっていくのが東洋医学医師の役割といってもいいのです。

健康チェックはウンチから

日々の健康チェックにも、いろいろあります。必ず朝昼晩と体温を測るとか、血圧のチェックシートを作るとか、やっている方も少なくないと思います。

ですが、腸内細菌などの状態を最も簡単にチェックできるのは、ウンチを診ることです。

健康な人の場合、ウンチのほぼ80％が水分。残りの20％のうち、食べ物のカスはそのだいたい3分の1で、あとの残りは腸内細菌や剥がれた腸粘膜など。だいたい1gのウンチの中に約1兆個の腸内細菌がいるともいわれています。

要するに、腸内環境を知るための最大の情報源なのです。

細かいところまで観察しなくても、まず正常な状態でないとして、「下痢気味」か「便秘気味」かだけでも大いに参考になります。出てくる現象は逆でも、どちらも腸内のバランスが崩れているのは明らかですから。

原因として考えられる第一がストレス。人間はストレスがたまると、腸の善玉菌が減って悪玉菌が増え、基底顆粒細胞の働きも悪くなってしまいます。その結果として、男性の多くは下痢になり、女性は便秘に悩むことが多い。下痢と便秘は相反するものではなくて、同じ原因から生じる違った現象、ともいえるのです。

当然、暴飲暴食や、不規則な食生活からも起きる。またストレスを紛らわすためについつい過食してしまったり、いくつもの原因が積み重なるケースもあります。

特に深刻なのが便秘です。実は臨床の場でもよく感じるのですが、便秘は「心の病」と密接なつながりがあるのですね。前にも書きましたが、引きこもりで家庭内暴力をふるっていた少年が、便秘の症状を改善させただけで暴力がおさまった、という例もありました。それだけ腸と「心」はつながっている。

腸の動きが鈍ると、ウンチを肛門の方に押し出す蠕動運動も弱くなります。それによって、基底顆粒細胞などが作り出すセロトニンをはじめとした物質の生成が抑えられて、心のバランスまで崩れてしまう。

「便秘」は大腸だけの問題ではありません。肝臓が弱って血の巡りが悪くなったり、消化吸収がスムーズにいかなくなったり、体全体に悪影響をもたらします。

では、いったいどんなウンチが理想的なのか。

まず量でしょう。善玉菌優位の腸内環境で健康を維持していれば、必ずある程度以上のウンチが出ます。少なくとも100グラム、できれば200グラムくらいが理想的です。ところが、現代日本の、ことに女性ですと、この100グラムがなかなか出ない。ストレスが多く、腸内環境が悪化していることや、ダイエットのために食べるのを我慢している人が多いからでしょうか。

水分の含有量は、軽く水に浮くくらい。あまり力まずに出てくれる方がいい。それに臭いですね。善玉菌優位の、健康な腸が作るウンチはそんなに臭わない。悪玉菌が増殖すればするほど、臭いはきつくなるのです。

ところが便秘のウンチとなると、水分は少なくて硬いし、臭いはきついし、排出の時に力み過ぎて肛門が傷ついて痔の原因になってしまったりもする。

ときには水分の吸収異常で、下痢と便秘が交互に出てくるようなケースすらあります。

とにかく便秘と下痢は「腸内環境が悪化しているから注意してください」、とのお腹からのメッセージです。

現代人は、健康チェックといえばとかく数値にこだわり過ぎる。西洋医学によって植え付けられてしまったといっていいでしょう。でも、数値が100以下なら健康で、100を超えたら不健康、みたいな、そんな杓子定規のようなやり方で測れるほど、人間の体は均一ではありません。その一方、ウンチは、どんな精密検査よりも手軽に腸内環境の情報を教えてくれる。

東洋医学においては、何か食べ物を摂取する「入れる」ことと同等かそれ以上に、「出す」、つまり排泄を重視してきました。さらに「気持ちよく出す」ために水分を調節するもの、血流を整えて体全体を活性化させるものなど、漢方薬も様々な種類のものを使ってきました。もちろん、「下剤」「便秘薬」のように単一の目的でなく、全体的に腸を整える薬として。

食物繊維は、本当に腸にいいのか？

腸にいい物質、としてすっかり定着したのが食物繊維です。

どういうものかといえば、人間の消化酵素で処理しきれない食物中の難消化成分、ということで、たんぱく質や糖質などのように腸で消化されず、そのまま大腸に達して、排出されるものです。

繊維といっても、すべてが糸状なわけではありません。大まかにいって、サラサラとして水に溶けるタイプから、ネバネバで水に溶けにくいものまでいろいろあります。

元来、食物繊維それ自体は栄養面での価値はなく、エネルギーにもならずに排出されただけのものなので、ほんの数十年前まではどちらかといえば邪魔者扱いだったのです。

それが突如、脚光を浴びたのは１９７０年代、食物繊維が大腸がんの予防に効果があるらしい、との研究発表が行われた後のことです。

やがてコンニャク、寒天など、食物繊維が主成分の食品が、食べれば満足感が得られるのに低カロリー、が売りになって見直されたり、ダイエット商品の原料としての需要が高まっていきました。食物繊維は保水性が良く、腸管を通過する中で、どんどん水を含んでふくらみや粘性が増していく。だから胃の中にとどまる時間が長く、満腹感を味わいやすく、食べ過ぎを防げるのです。

さらに「体にいいもの」としても定着していきました。

胃から腸への移動もスローなので、血糖値の急激な上昇を抑えて糖尿病予防になること。そして大腸ではウンチのカサも増えていくため、便秘の改善、腸内環境の整備をしてくれること。

いってみれば「腸の掃除屋さん」として、腸に残ったゴミも取り込んで、一気に外に出してくれるわけですね。食事がどんどん贅沢になって、ゴミがたまりやすくなった日本人の腸にはありがたい存在であるのは確かです。

海藻、豆類、野菜の筋、ごぼう、ひじき、きのこ、おからなど、数多くの「食物繊維」食材が注目され、特定保健用食品、いわゆるトクホの中でも、食物繊維配合をうたっているものは非常に多いです。

しかし、とここであえて私はくぎを刺したい。

確かにもともと食物繊維は、栄養もカロリーもないかわりに「無害」だと思われてきた。その「人畜無害さ」ゆえに、食事の贅沢さんがエスカレートしていったバブル期などに、その反動としてメリットがうたわれるようになったのでしょう。

ですが、近年はどうも「食物繊維信仰」ではないですが、食物繊維さえ摂っていれば腸は健康を維持できる、と錯覚している人たちをしばしば見かけるのが困りものです、まず便秘の方が、水に溶けない不溶性の食物繊維、たとえばおからのようなものを摂り過ぎると、かえって便通は悪くなって、便秘がエスカレートしたりもするのです。反対に腸の蠕動運動が活発になり過ぎてヒドい下痢に悩まされたりもする。

それにあまり多く摂りすぎたら、食物繊維が邪魔してビタミナやミネラルなどの栄養素の吸収率が低下したりすることもあります。

だいたい便秘と下痢を繰り返すような過敏性体質の方には、食物繊維の取り過ぎは、腸のバランスを大きく崩すもとなのです。

なぜこうなったのか？　日本人の、「これが体にいい」とブームが巻き起これば、自分の体質もろくに考えずに、それに乗っかってしまう国民性は、私は感心しません。

食物繊維は、別に「腸に効く特効薬」ではありません。腸にいい影響をもたらしてくれるものの一つで、適量ならば摂ったらいいだろう、くらいに考えればいいのでは。

腸のバランスを整え、腸内細菌や基底顆粒細胞を元気にするためには、ある特定のものを食べたり飲んだりするだけでなく、もっと様々な角度からいろいろなアプローチをしていくしかないのです。

その人の腸内細菌の構成にフィットした食べ物を食べるのが、ひいては腸や体全体にいいのは確かです。だからイヌイットの多くは生肉を食べるのに合った腸内細菌になっているし、パプアニューギニア人の多くは主食のタロイモを分解しやすい腸内細菌になっています。ですから多くの日本人にとっても、昔から食べて来た「和食」が合う確率は高いでしょう。しかし、日本人の中でも「梅干しはだめ」とか「納豆は苦手」という人はいます。人によるのです。

誰でもが簡単に腸内環境を整えられる都合のいい近道はありません。

防腐剤に対応できる腸内細菌になるかも？

「これは腸にいい」と断言できる食材はなかなかないものですが、「これは悪い」とほぼ言い切れるものはあります。

防腐剤などの食品添加物です。

食べ物の腐敗を防ぎたい。そのために人類は昔から様々な手を使ってきました。中でも最も一般的となったのが「塩漬け」です。塩には腐敗菌の活動を抑制し、その水分を奪い取る効果があります。しかも塩漬けにすることで食材の旨味を引き出すこともあります。

「ぬか漬け」にしても、保存と旨味の両方の効果があります。

これらは基本的に、自然の中からとれた材料を利用して作り上げたものだし、「ぬか漬け」などは、乳酸菌など細菌の力で、より栄養価の高い発酵食品が出来上がるわけですから体にもいい影響を与えます。

一方、防腐剤は、食品を大量生産、大量販売するようになった近代になって、どうしたらコストをかけずに腐らせず、長期間売りものになるようになるか、と考えて作られた工業製品です。

メーカーとしては、人体に害を及ぼさないように注意を払っているでしょうが、化学物質であり、本来なら、入っていないはずのものが入っているのですから、体にいいはずはない。ことに腐りを防ぐ、となれば、腐敗のもとになる細菌を殺してしまうわけです。まさか腐敗菌は殺しても役に立つ腸内細菌は生かしておく、などといった選別は出来ないでしょう。どちらも細菌には違いないのですから。となると、善玉菌にも被害が及ぶ。

今の時代、食品添加物を一切抜きの食事をするのはなかなかできません。せいぜい、スーパーなどで買った時、原材料に何が含まれているかをチェックして減らしていくしかない。

もっとも私としては、いずれ食品添加物を使い続ければ、次はそれに対応して、防腐剤にも対応できて、被害を受けない腸内細菌の構成が出来てしまったりするんじゃないか、と思っています。

「しなきゃいけない」が腸内環境を壊す

食生活以外の普段の生活でも、どう暮らしていけば元気な腸内細菌や基底顆粒細胞を保っていけるのか？　健康な腸でいられるのか？　患者さんに聞かれることもあります。

日光浴はいいのか？　入浴はどうしたらいいのか？　毎日、腸のマッサージをしたらいいのか？　などなど。

以前は、一つ一つ答えていた気もするのですが、最近ははっきり言います。

「よくわからん」

冷え症の方と、体がほてる方とでは、その体に合った入浴の仕方は全然違うでしょうし、腸のマッサージといったって、自分でやってどれだけ効果があるのか、私はわかりません。

しいていったら、あまり「こうしなきゃいけない」という健康法にとらわれないことじゃないかとは思います。

たとえば「規則正しい生活をしなきゃいけない」となって、それを実行しようとしますよね。極端にいえば起床は朝6時。朝食は朝7時、みたいに。それが苦にならない方ならいいのですが、無理に守ろうとすればプレッシャーになって、やがてストレスとして溜まっていく危険がある。

以前､拒食症の患者さんを診た経験があるのですが､その方のお腹を触ると､まさに｢こうしなきゃいけない」の弊害そのものを感じました。とにかく冷たくて、硬い。腸内細菌もろくに動いてないんじゃないかと心配になるほどでした。

世の中的には、拒食症は「ヤセたい」と願望するあまりにかかってしまう「心の病」と考えられていますが、ことはそう単純ではありません。その底には人間関係のトラブルや仕事がうまくいかないことへの悩みもあり、ストレスとして溜まっていく。結果としてそれを克服するためには､世間が「美しい」と認めてくれるヤセた体になることだ、と一気に結び付けてしまう。「ヤセなきゃいけない」と自分に、いわば呪文をかけてしまったのです。

ストレスが、やがては腸内環境をズタズタにしてしまう一例です。

確かに過度の暴飲暴食は、腸にいいはずはない。寝不足もよくはない。でも、少々運動不足だったり、生活時間が不規則だったりしても、そんなに大勢に影響ないんじゃないかという気がします。「しなきゃいけない」「しちゃいけない」のルールに縛られずに、やれる限りは、自分の好きなようにやって、ストレスをため込まないようにしたらいいんじゃないでしょうか。

いや、こういうと、これもルールの一つになってしまいそうですね。

⑧ 温める食べ物、冷やす食べ物って？

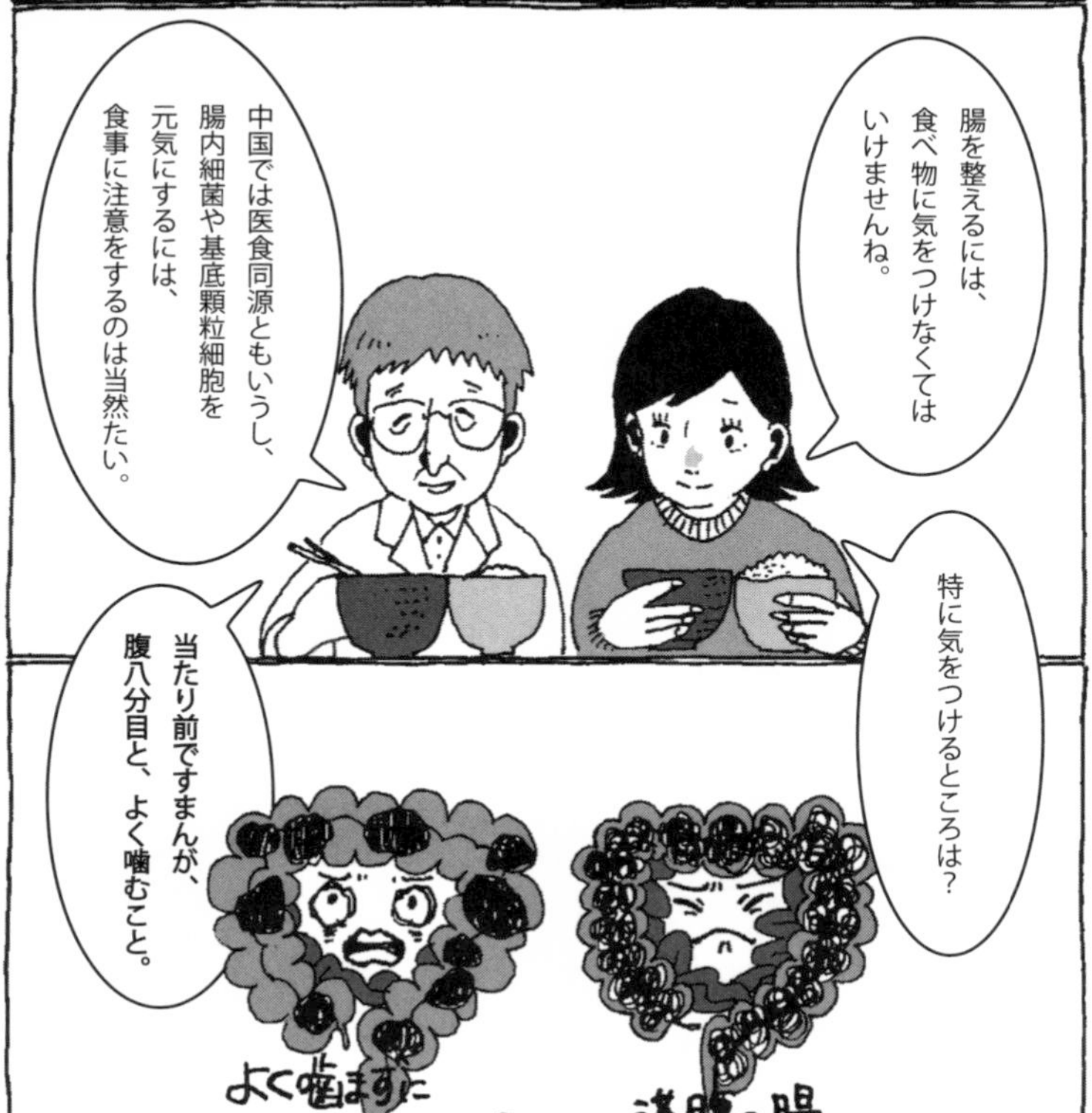

腸を整えるには、食べ物に気をつけなくてはいけませんね。

中国では医食同源ともいうし、腸内細菌や基底顆粒細胞を元気にするには、食事に注意をするのは当然たい。

特に気をつけるところは？

当たり前ですまんが、腹八分目と、よく噛むこと。

満腹の腸
よく噛まずに食べた時の腸

よく噛まずに食べたり、満腹まで食べてしまうと、腸内細菌が動きづらい。

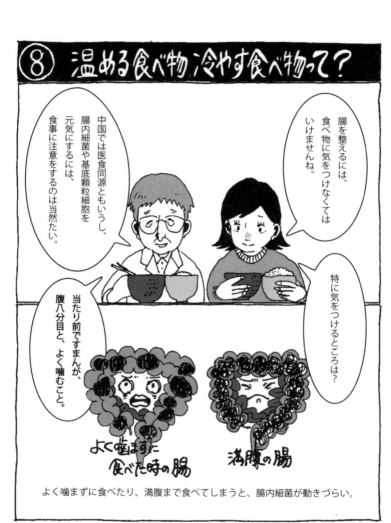

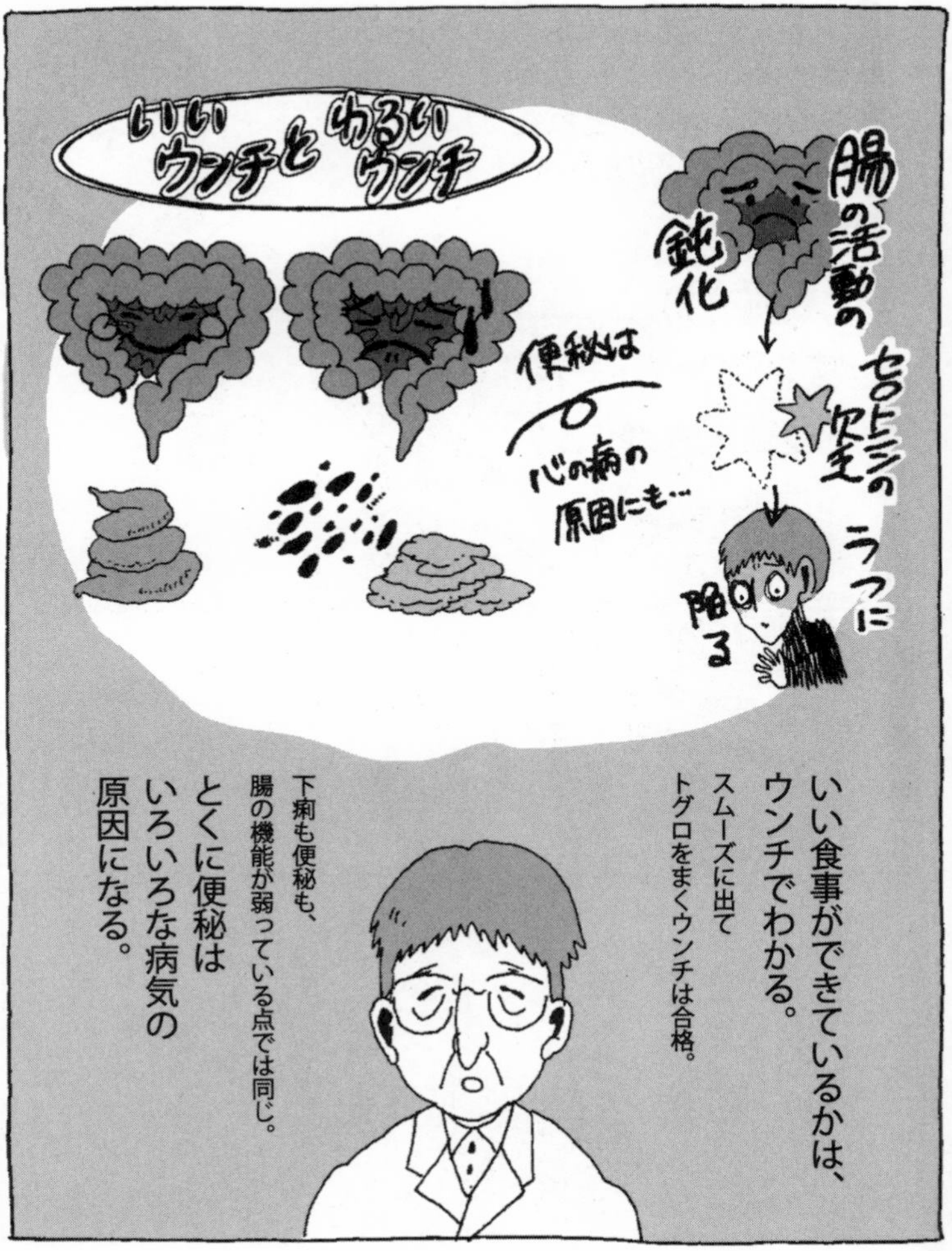

いいウンチとわるいウンチ
腸の活動の鈍化
セロトニンの欠乏の
うつに陥る
便秘は
心の病の原因にも…
いい食事ができているかは、ウンチでわかる。
スムーズに出てトグロをまくウンチは合格。
下痢も便秘も、腸の機能が弱っている点では同じ。
とくに便秘はいろいろな病気の原因になる。

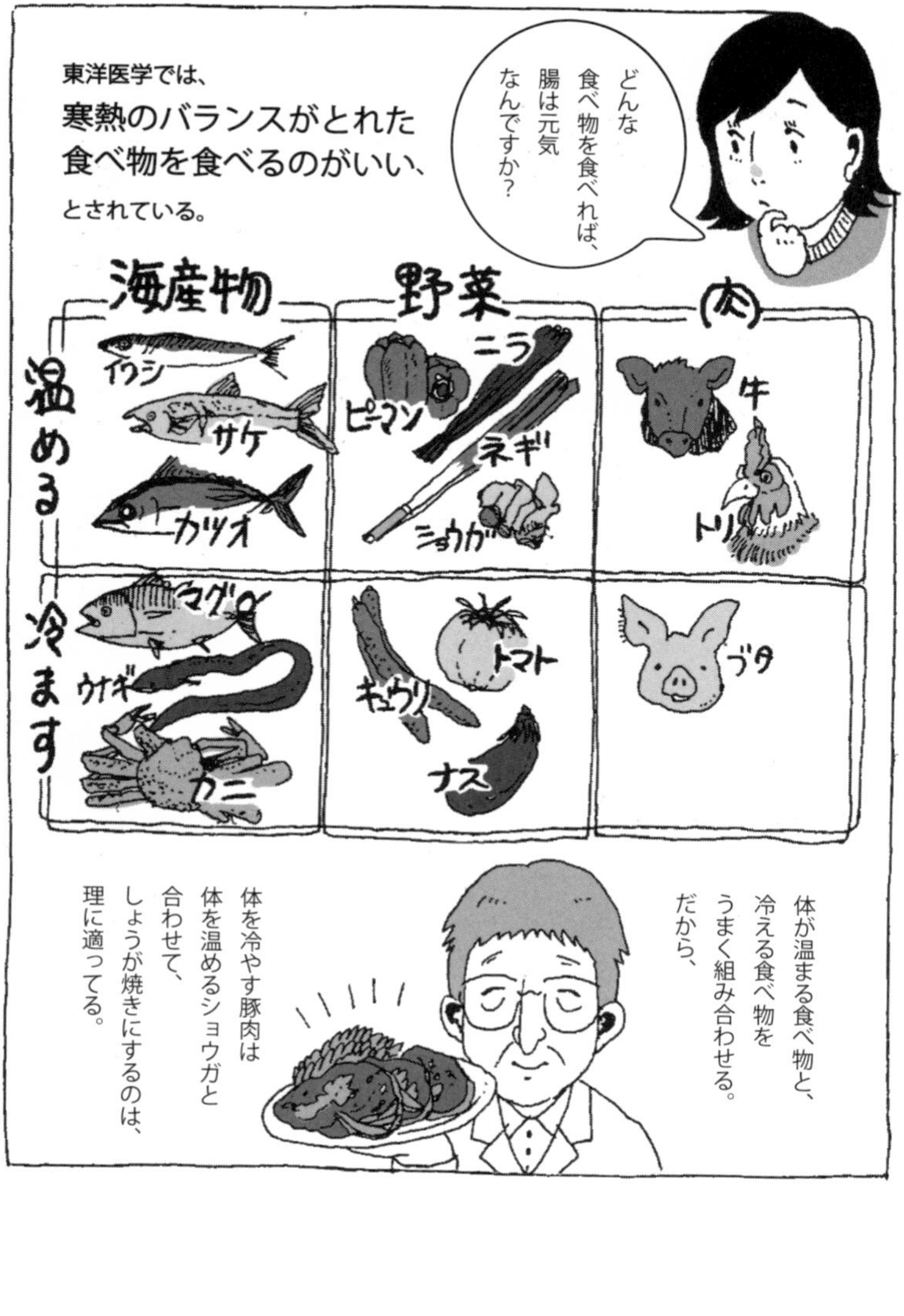
東洋医学では、
寒熱のバランスがとれた
食べ物を食べるのがいい、
とされている。
どんな食べ物を食べれば、腸は元気なんですか？
海産物
野菜
肉
温める
冷ます
イワシ
サケ
カツオ
ピーマン
ニラ
ネギ
ショウガ
牛
トリ
マグロ
ウナギ
カニ
キュウリ
トマト
ナス
ブタ
体が温まる食べ物と、冷える食べ物をうまく組み合わせる。だから、
体を冷やす豚肉は体を温めるショウガと合わせて、しょうが焼きにするのは、理に適ってる。

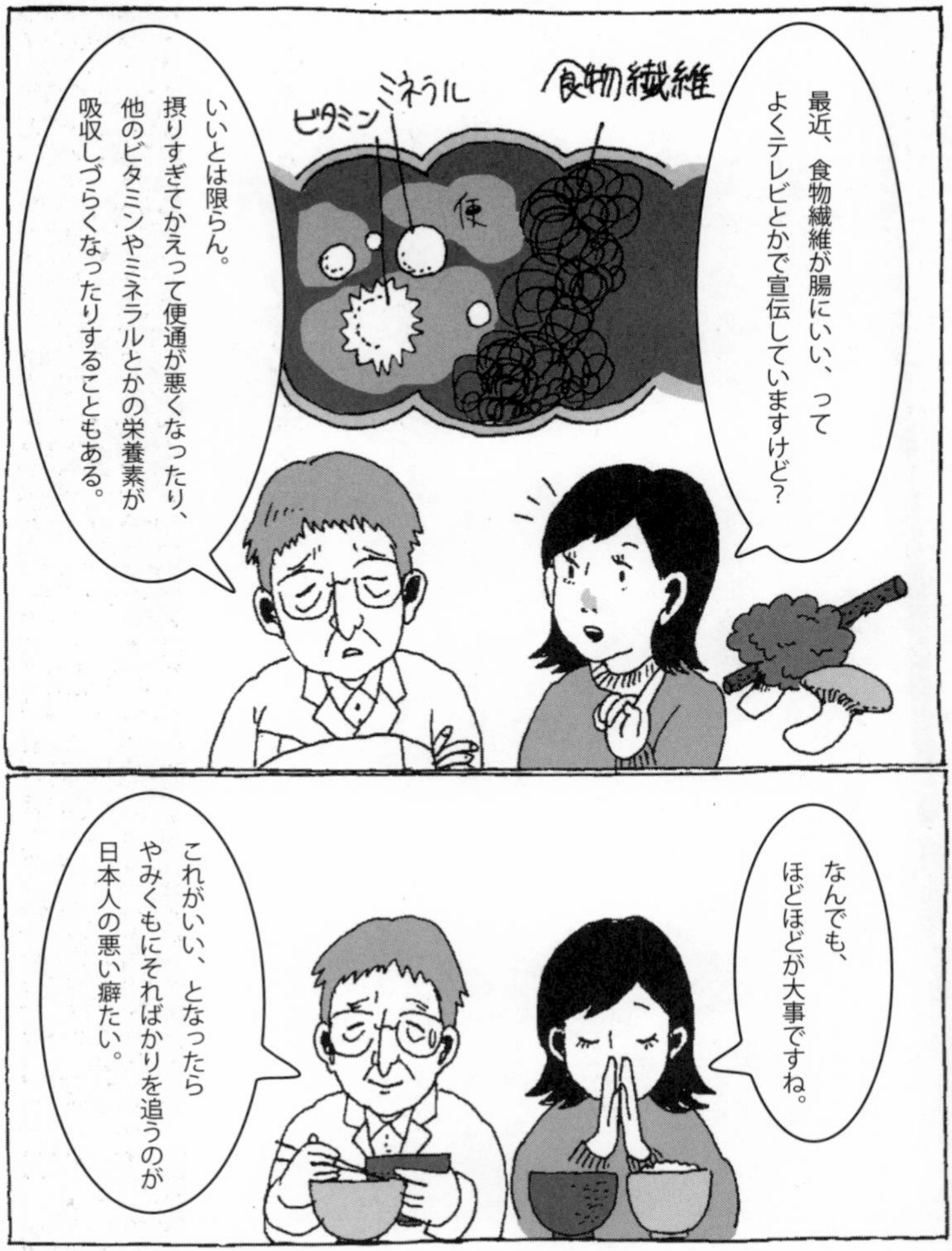
最近、食物繊維が腸にいい、って
よくテレビとかで宣伝していますけど?
食物繊維
ミネラル
ビタミン
便
いいとは限らん。
摂りすぎてかえって便通が悪くなったり、
他のビタミンやミネラルとかの栄養素が
吸収しづらくなったりすることもある。
なんでも、
ほどほどが大事ですね。
これがいい、となったら
やみくもにそればかりを追うのが
日本人の悪い癖たい。

第八章　これからの医療と東洋医学

「医者いらず」の時代が来る

私は、かつて医師免許は持っていても、いったい自分は本当に「医師」と胸を張れるだけの仕事をしているのか、悩んだ時期がありました。

「私でなくては」というところが果たしてあるのか？

現代の医学は、まずＣＴ検査やらＭＲＩ検査やら、とにかく検査。骨折の患者さんにレントゲンを取らずに診断する、なんてこともありえません。

生活習慣病の疑いがあったら、まずは血液検査。

もう、重箱の隅をほじくり返すように、無理やり、病気を発見する。また検査をしなければ病院が儲からないようなシステムになっているのです。

医師の診察より前に検査。医師はその結果をもとに、あてはまりそうな病気を選択するだけ。それじゃ、医師より検査機器の方が価値があるんじゃないか。

はっきり言って、検査に携わる部分において検査技師、看護師、レントゲン技師などの方々の方が医師よりずっと高い専門性を持っていたりします。たとえば検査データを解読することにかけては、ほぼ検査技師の方が私たちよりも正確です。

処方する薬についても、おそらく多くの医師は、薬剤師の方々に知識量でも敵わないでしょう。

私が開業医をやっていた当時、患者さんの中には、検査して、薬の処方さえしてくれたら、診療してもらわなくてもいい、とはっきり言う人もときどきいました。

「医者なんていらないんじゃないか」と考えざるを得ませんでした。なにしろ、多くの患者さん達が求めているのは「医師」ではなく、「医師免許」だけなのですから。

今でも、その危機感は変わりません。

もはや「医師いらず」の時代が来ても、まったく不思議ではない。ドライブスルーでＰＣＲ検査が行われる時代です。検査だけならドラッグストア、あるいはコンビニでもできるようになる日が来るのは間違いないでしょう。

コロナ報道を見ても、最前線で体を張っているのは、医師よりもまず看護師さん達です。もしも医師法で既得権が守られていなかったら、ますます医師の居場所がなくなってしまう。

機械化が進むあまり、医師にとって最高の舞台になるはずの外科手術ですら、人間よりもロボットの方がいい、となってしまうかもしれません。ベテランで、技術もしっかりしている外科医ならぜひお願いしたいが、若くて未熟な医師に頼むならロボットの方がいい、と患者さんも考えるようになるかもしれない。そうしたら、若い医師の経験の積み重ねもなくなり、どんどんロボット中心になってしまうかもしれない。診断だって、AIに任せた方がずっと正確かもしれません。何しろ、多くの医師は診療といっても、患者さんを診るよりパソコンの画面を見る時代なのですから。

「いや、医師には臨床だけでなく、研究者としての大事な役割がある」

という向きもあるかもしれません。現に、医学界では、臨床医よりも研究者の方がランクが上、日本一手術がうまい医師より、iPS細胞研究でノーベル賞を取った山中教授のような医師の方がエラい、との風潮があります。

おかしくありませんか？　医学の研究とは、人の心と体を健康にするためにあるので、少なくとも研究医と臨床医は同等でなくてはいけない。どんな素晴らしい研究でも医療の現場で役に立たないと、意味はないのではないですか。

医師としての存在意義については、ずっと悩み続けました。

こだわり続けて来た「医の哲学」

私が、「医師の役割」について語る際に、よくたとえ話としてあげるのが「借金で眠れない」という悩みの患者さんをどう治療するか、というものです。

普通なら、睡眠薬を処方するでしょう。話を聞いてあげて心を癒すのも、おカネを与えて借金を返済させるのも、あるいは治療行為とはいえないか。またよく眠れるように生活指導するのはどうか？　結局、相談相手になったりおカネを与えたりするのは親族や友人がすべきで、医師は睡眠薬を処方すれば、その役割ははたしたと考えるべきか？　でもそれなら薬剤師でもことは足りるかもしれない。

考えていけばいくほど、医師の役割はわからなくなっていきます。

抗がん剤などというものに対しても、ずっと疑問がありました。抗がん剤とは、極端にいえばたとえその人間が死んでもいいから、ガン細胞を撲滅する薬です。がん細胞だけでなくて、健康な細胞まで殺してしまう。

なぜああいうものを使うかといえば、医療が、人間が永遠に生きることを目的としているからではないか。「人は皆死ぬ」という当たり前の事実を受け入れ、「どのように生き、どのように死ぬか」に焦点を当てて、患者さんの充実した人生を求める医療があってもいいじゃないか？

「延命治療」か「看取り」か、安楽死問題はどうしたらいいのか、逼迫したコロナ医療のような現場で「命の選別」は行うべきか、行うとしたらどうすべきか……。ずっと解決できずに置き去りになったこともたくさんあります。

よく考えてみたら、医師というのは、どうにもアイマイな存在かもしれない、と気付いてきました。薬剤師や検査技師のように、ある分野に精通しているわけでもなく、看護師のように患者さんの傍らにいて、その生活を支えているわけでもない。

結局、医者として欠かせないのは「医の哲学」を持つ、すなわち「良い医学とは何かを追い求めて実行しようとする気持ち」だと思い当たったのです。

風邪の患者には風邪薬を、頭痛の患者には頭痛薬を、高血圧なら降圧剤を、と機械的に処方していくような医療なら、もう機械で代用できる。

そうじゃなく、医師は患者一人一人に対峙して、一緒になって「いい人生」を取り戻す手助けをすべきではないか。

そうした考えに至ったころ、東洋医学との本格的出会いがあったのです。

「根っこ」と東洋医学との出会い

２００２年のことでした。

当時、私は盆栽に凝っていたのですが、なかなかうまく育ってくれない。それで知り合いの植木職人に、どうしたらいいのかたずねたら、こう言われたのです。

「そりゃ、花とか葉っぱが枯れかけたら、そっちを治そうとするからでしょ。まず根っこから治さなきゃ」

目か覚める思いでした。

目先のところではなく、根っこから治す。ちょうど、臨床を通して、人間の体の「根っこ」が「腸」であるのもわかってきた時でした。

私は、ようやく自分の仕事に気付いたのです。「患者さんの腸に向かって医療をすること」だと。

まさしく、それが東洋医学の考え方とピッタリあてはまったのです。

ちょうど西洋医学の治療法に限界を感じていて、独学で東洋医学の勉強もやっていたのです。そこで実は3千年ほど前の中国では、今の西洋医学の「葉っぱの病気は葉っぱで治す」式の対症療法が隆盛を極めていたのを知りました。ですが、600~700年かけた長い論争の末、対症療法だけに頼った医学には限界があり、「根っこを治す」、つまり症状が出た場所の治療よりも体質改善をはかる対証療法の方が優れている、と変わっていったのです。

2千年前に生まれた「医の哲学書」と呼ばれる『黄帝内経』は、その流れの集大成といえます。

そこで私の考えは、次第に「東洋医学考根論」としてまとまっていきました。

西洋医学ならば、耳や鼻の具合が悪ければ耳鼻科、お腹の調子が悪ければ内科、とそれぞれ科が分かれての診療が行われます。東洋医学には、それはありません。患者さんの体調不良の「根っこ」を診るのです。

だから私は、頭痛でもうつやパニック障害のような「心の病気」でも、まず「根っこ」であるお腹から診ることにしました。

東洋医学のやり方が、医師それぞれの力量によって成果が大きく変わるのも、私の「やる気」をかきたてました。

西洋医学式の「病名医療」では、だいたい医師ごとのキャリアや技術の差はそう大きくは出ないのですね。まず「病名」を特定して、それに合った診療を施して薬を処方する。かりに不眠症の患者さんが来たとすれば、年齢、性別などの違いは多少考慮するとしても、おそらく睡眠薬を処方するケースが多いでしょう。結果として、どんな医師でも、そんなには落差が出ない。

だからこそ、ＡＩが代行しても大丈夫かも、などといわれたりする。

東洋医学式はそうはいきません。患者さんそれぞれの体質の違いを前提として、いったい原因はどこにあるのかをマンツーマンで診察する。同じ症状でも冷え症の人と体がほてるタイプの人では違う漢方薬を処方しなければならないだろうし、一度、処方しても、あまり効果が出ないとわかれば、また別の薬に差し替える。

私も、東洋医学を学びたてのころは、なかなか患者さんに合った漢方薬を選べずに、やはり無理なのか、と途方にくれたこともあります。ある程度のキャリアの積み重ねと独特の勘が必要なのです。つまり医師によっての力量の差が激しい。

はっきり言ってしまえば、一生懸命勉強を重ね、また臨床経験を積んでいけば、その成果が表れやすいのですね。医師としての存在意義を強く自覚もできる。

「やりがい」があったのです。

なかなか浸透しない「東洋医学考根論」

冒頭でも書いた通り、私は2005年、それまでに考えて来たことを『東洋医学考根論』（長崎文献社）という本にまとめました。

私は、「東洋医学考根論」が、十分にその後の医療に役立つものだと信じたからです。

西洋医学式に、症状のある部位だけを治療する方法では、生活習慣病はもちろん、アトピーや花粉症まで良くならない。一方で、腸を体の根っことして体質改善をしていけば、それらはもとより、ずっと「脳の病気」と思われていた「うつ」などの「心の病」

さえも改善できる。

現に私自身が、臨床の場で、それを実践していたのです。

100％の成功率、とまではいかない。しかし3割くらいは明らかに改善されているのです。

ただの3割ではありません。それまで、いくつもの病院を歩いて、「もう治る見込みはないですよ」といわれたような人たちが、最後に私のところに来る。そんな中での3割です。

誇ってもいい数字だと私は思いました。

しかし世間には理解されませんでした。

患者さんにすら、なかなか理解されませんでした。

特に、うつやパニック障害など「心の病気」に悩み、いろいろな病院を経て私のところに来た方などは、どうも納得がいかないようでした。

当たり前でしょう。ずっとそれらは「脳の病気」だと学校でもテレビなどのマスコミでも刷り込まれてきたのに、私が頭を一切見ないで、お腹ばかり触っているのですから。

しかも、検査も一切しない。

こちらも何とかわかってもらおうと、「腸の根腐れが心の病の原因にもなる」と説明するのですが、なかなかわかってもらえない。それは仕方ないのです。いきなり「脳より腸」と訴えても、誰もがそう簡単にわかってくれるはずがない。世の中の常識からは逸脱しているのですから。

仮に本人は納得しても、周囲の人たちから「あんな医者はやめとけ」となって、また他に行ってしまう。

おそらくもし私が東大や京大を出た、大病院の院長であったりすれば、受け取り方も変わったでしょう。ところが悲しいかな私は「長崎・諫早のイナカ医者」でしかない。医学の世界は、ことに患者さんにとってブランドが大事なのです。

いや、ごく一部、最後まで私を信頼してくれる方々はいました。前に紹介した、ひきこもりで、家庭内暴力をふるっていた少年のお母さんなどはそうでした。周囲の「もう諦めて病院に入れたら」「お腹しか見ないようなわけのわからない医者はやめて、別のところに行ったら」の声を振り切って、最後まで私に任せてくれた。もはや、ほとんど心当たりの病院を回って、あとは私しか残っていなかったのかもしれない。でも、周囲の声に惑わされず、信念を持って息子さんの病気に立ち向かった結果、息子さんは症状を克服した。

しかし、大多数の人たちにとって、「脳より腸」と主張する私は、「変人」でしかあり得ませんでした。

「腸」に対する認識は変化したが・・・

風向きが変わって来たのは、２０１０年代に入った前後からでしょうか。

腸が、かつて思われていたより、ずっと重要な働きをしていることが少しずつ認知されてきたのです。

「うつ」の原因の一つがセロトニンの欠乏にあるのは知られていましたが、そのセロトニンの生成に腸が大きく関わっていること、また脳から分泌されると思われていたホルモンが、腸からも分泌されていることなどの知識が浸透していったからでしょう。

それ以上に、テレビＣＭなどで、乳酸菌をはじめ、腸の善玉菌が心身を健康にしてくれるといった情報が沢山流れたのが影響したのかもしれません。

いわば腸内細菌とともに、腸自体もイメージアップしたのです。私が、

「体の根っこは腸。腸の方が脳より大事」

と言っても、いちがいに全否定はされなくなっていました。全面的に肯定もしてもらえないものの、「そういう考え方もあり得る」程度まで世の中が近づいてきたのです。

そんな中、2013年には私もテレビ東京の『主治医が見つかる診療所』にも呼ばれて出演するまでになったのです。

「エビデンス」を重視するテレビ局が、あえてエビデンスが成立しにくい東洋医学医師、しかも「脳より腸」などといっている人物を出すというのは、考えてみれば画期的なことでしょう。それだけ腸の重要性が認知されたわけです。

ただ、しいていえば、腸全体よりも、腸内細菌とその集合体である腸内フローラに注目が集まりすぎた傾向はありますね。これは2015年、NHKスペシャルで腸内フローラの特集番組が組まれたあたりから、一気に広がっていった気もします。

どうもまるで、「腸内フローラ」という、腸も体も元気にしてくれる特効薬が発見されたみたいに。

腸に対する認識は変化したものの、東洋医学に対しては10年前に比べて、それほど変わっていない、と感じざるを得ません。

確かに東洋医学がエビデンスが弱い。病名をもとに治療法を決め、処方する薬も決める「病名医療」をもとにした西洋医学の方が、よりマニュアル化しやすい。

おカネの問題を考えても、西洋医学をやっていた方が儲かります。健康保険の点数も検査や薬でよりおカネをとるのが基本であり、「腹診」なんて、そんな面倒なことをやっても、ちっとも儲からない。

だいたい「医師」の資格を得るためには、まず西洋医学中心の医師国家試験を通るのが前提であり、それを取得しなければ医療行為は行えません。ですから、西洋医学と東洋医学の両方の知識を習得し、その上で、東洋医学医師としてのキャリアを積んでいかなれば、一人前とはいえないのです。理論だけ知っていても、実践が伴わなくては東洋医学での診療は難しい。ちょっとハードルが高すぎます。ですから、東洋医学を習得したい現役の医師がいても、そう簡単には踏み切れないのです。

と同時に、東洋医学の医師を育成する教育機関も少なすぎる。大学でも東洋医学の講座を持つところはまだまだ少数です。

結局、東洋医学の先生について学ぶのが近道だとしても、その先生自体が少ない。

企業も、「乳酸菌が効く」とか「ビフィズス菌で健康を」とか腸内フローラの効能を広げたり、漢方薬を西洋医学式に使って量産化すれば儲かるので一生懸命広告に力を入れてくれるものの、東洋医学を扱っても、さしておカネにはならない。そこもネックでしょうか。

私は少しでも、東洋医学がまだまだ冷遇されている現状を変えたい、と思っているのです。

コロナ時代で問われる「医師」のあり方

自分は臨床医には向いていないのではないか、もう半世紀以上も医師を続けてきて、いまだに私は思う時があります。

臨床に最も大切なコミュニケーション能力が足りないのです。どうしても診察になると、「問診」をしなくてはならない。そのためには、患者さんがスムーズに話せるような「聞き役」にならなくてはいけないのです。

それがなかなかうまくできない。つい「あんたの話はつまらん」と腹で思ったことをそのまま口に出してしまったり、相手に対する好き嫌いが顔に出てしまったり。本当は患者さんをリラックスさせなくてはいけないのに、逆に緊張させてしまうことがよくある。

医師をやめた方がいいのか、と思い悩んでいた時に手にした本が劉大器先生の『漢方日本人の誤解を解く』と言う本でした。

その中でもこんな一節があったのです。

「今の行き詰った医療は、検査技術の改善や新薬・特効薬の開発によって解決されるものではありません。斬新な思想のひらめきが求められるのです。医師は自分を治療の「技術者」だと考えてはいけません。すべからく哲人でなければならないのです」

手術のテクニックや、処方する漢方薬の選別など、「技術」の部分は、決して軽んじてはいけない。だから、私は医師には「技術者」としての側面は欠かせないとは思っています。

でも、たとえコミュニケーション能力という、「技術」の中での重要なところが弱いとしても、だからといって医師を諦める必要はない、そんな気持ちにさせてもらう言葉でした。

「哲人になれ」

いいフレーズですよね。私はこれを「物事の本質、植物でいう根っこについて考え、その結果、正しいと思ったことを行動によって世の中に示せる人」と解しました。

だから日本の将来はこうあるべきと信じ、行動した坂本龍馬も、日本列島を改造すればもっとよくなると信じた田中角栄も、私にとっては「哲人」なのです。


だからこそ、コロナ禍で日本どころか、世界中が混迷している今こそ、医療の世界に新たな「哲人」が必要なのです。

ワクチン開発に力を注ぐのは、もちろんやるべきかもしれない。しかし、もはや長く続いた西洋医学式の「特効薬」志向で、状況が改善されるとはどうも思わない。だいたい中国やロシアをはじめ、自国でワクチンを開発したら、それを国際政治の中での取引材料に使おうとするような、おかしな闇の動きがあるではないですか。

日々、コロナ患者の方々と向き合って、治療に当たる医療関係者の皆さんが、身も心もギリギリなところで闘っている姿は、尊敬の気持ちしかありません。私も、もう20年、たとえ10年でも若ければ、現場に入って、治療に加わりたかった。齢80に近づき、かえって足手まといになるのが残念です。

ただ、「哲人」の気持ちを持って、側面から医療に参加したい。

もはや西欧が発祥の科学技術が人類に幸福をもたらす、というのは「幻想」であるのは核兵器や原発事故によって、身に染みてわかっています。

抗がん剤でがんは克服できず、副作用に悩まされるのも、うつに抗うつ剤を使って「薬漬け」になる実態も知っています。

だとしたら、根本的に発想を変えて、コロナウイルスを「救急医療」だけでなく、長期的に取り組む対象としてとらえ、どうすればウイルスと共存していける体質を作れるかを考えるプロジェクトチームを組むべきではないでしょうか。

だとすれば、東洋医学は大いに役立つでしょうし、「人間の体の根っこは腸である」との「東洋医学考根論」も役に立つでしょうし、私もぜひチームに加わりたいです。

⑨ 医者のAI時代は本当に来るの？

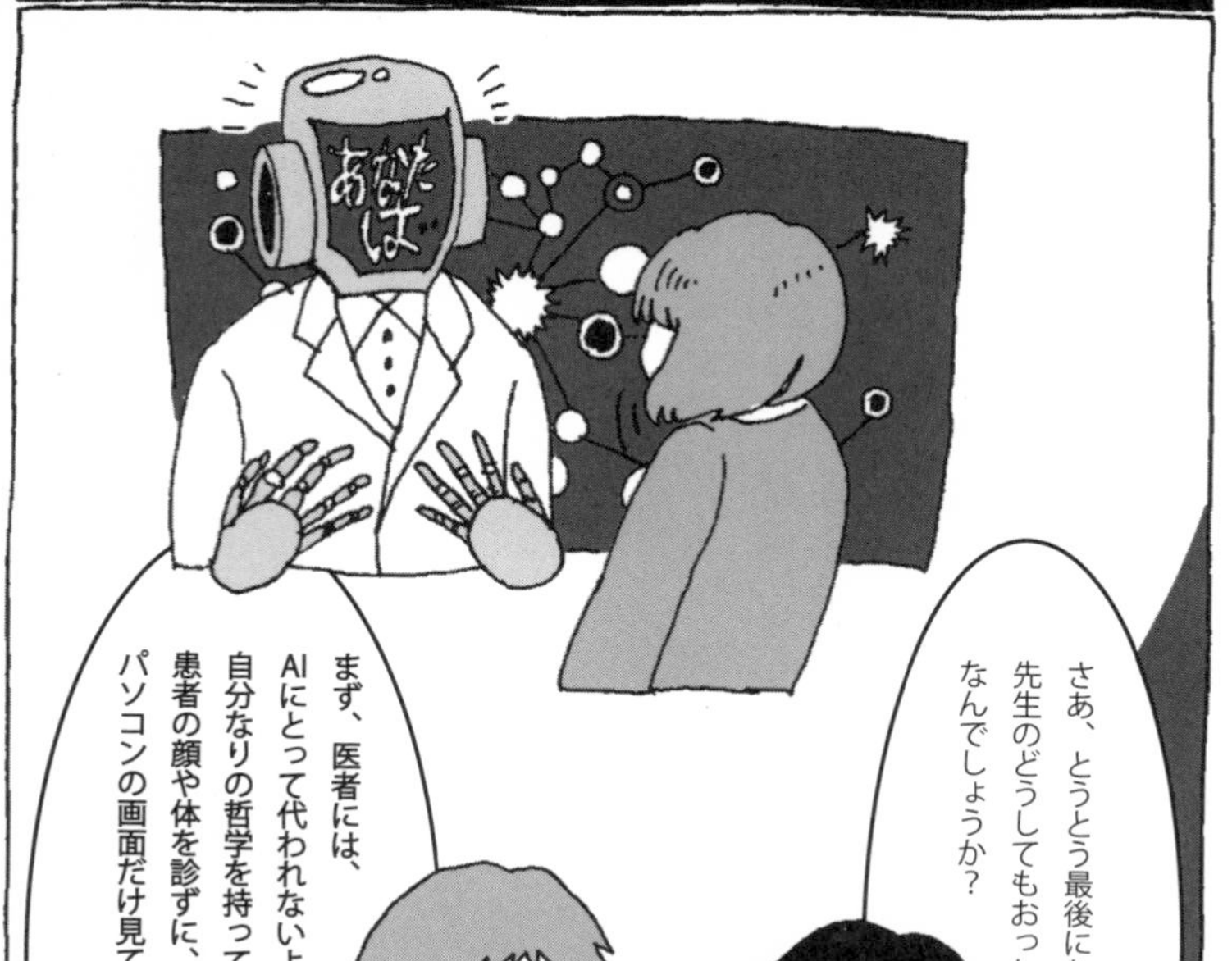
あなたは
さあ、とうとう最後になってしまいましたが、
先生のどうしてもおっしゃりたいことは
なんでしょうか？
まず、医者には、
AIにとって代われないように、
自分なりの哲学を持って欲しい。
患者の顔や体を診ずに、
パソコンの画面だけ見ている医者ならいらん。

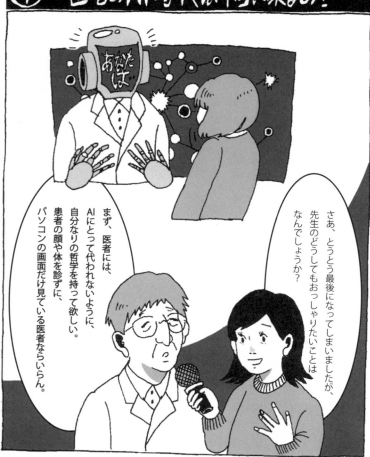

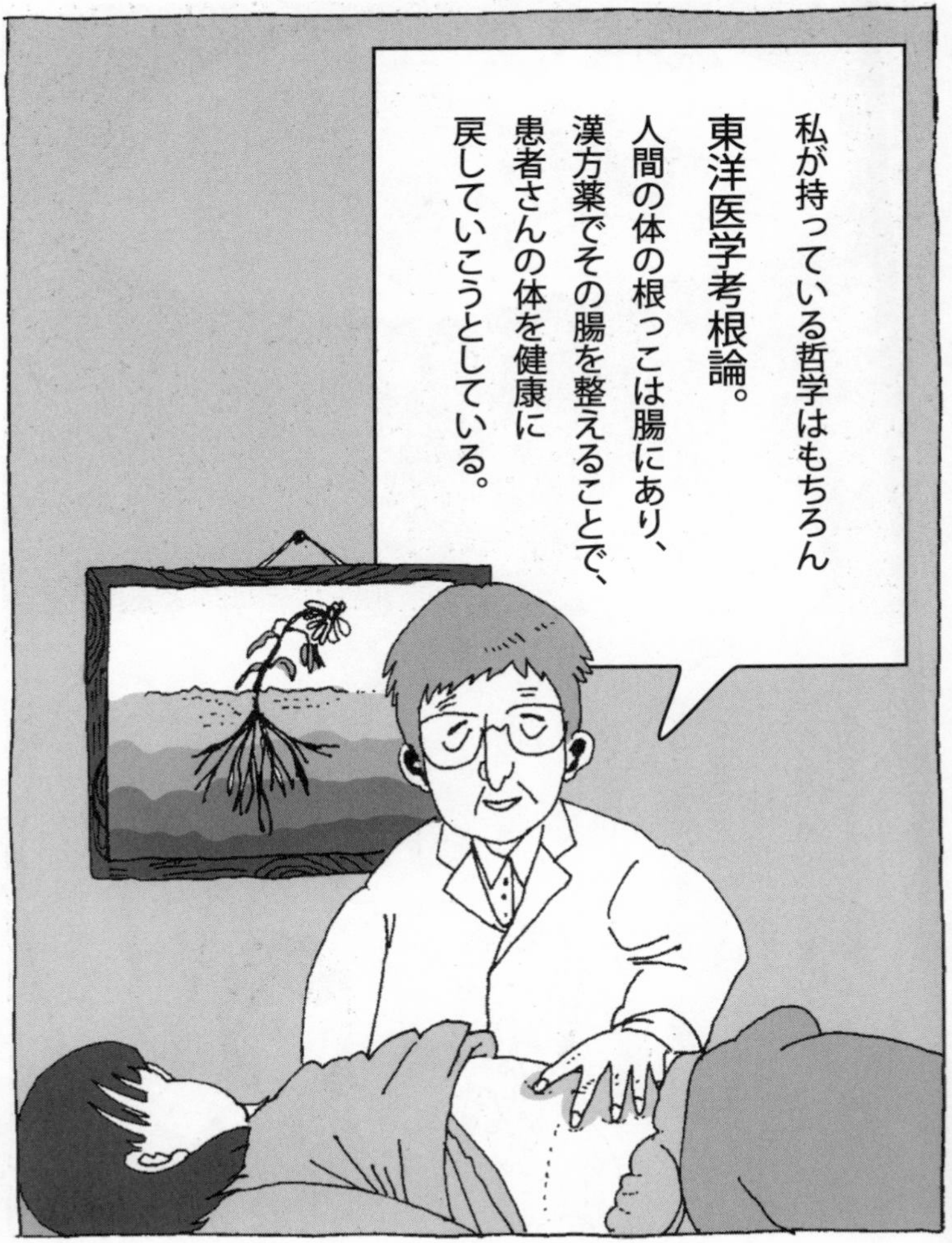
私が持っている哲学はもちろん
東洋医学考根論。
人間の体の根っこは腸にあり、
漢方薬でその腸を整えることで、
患者さんの体を健康に
戻していこうとしている。

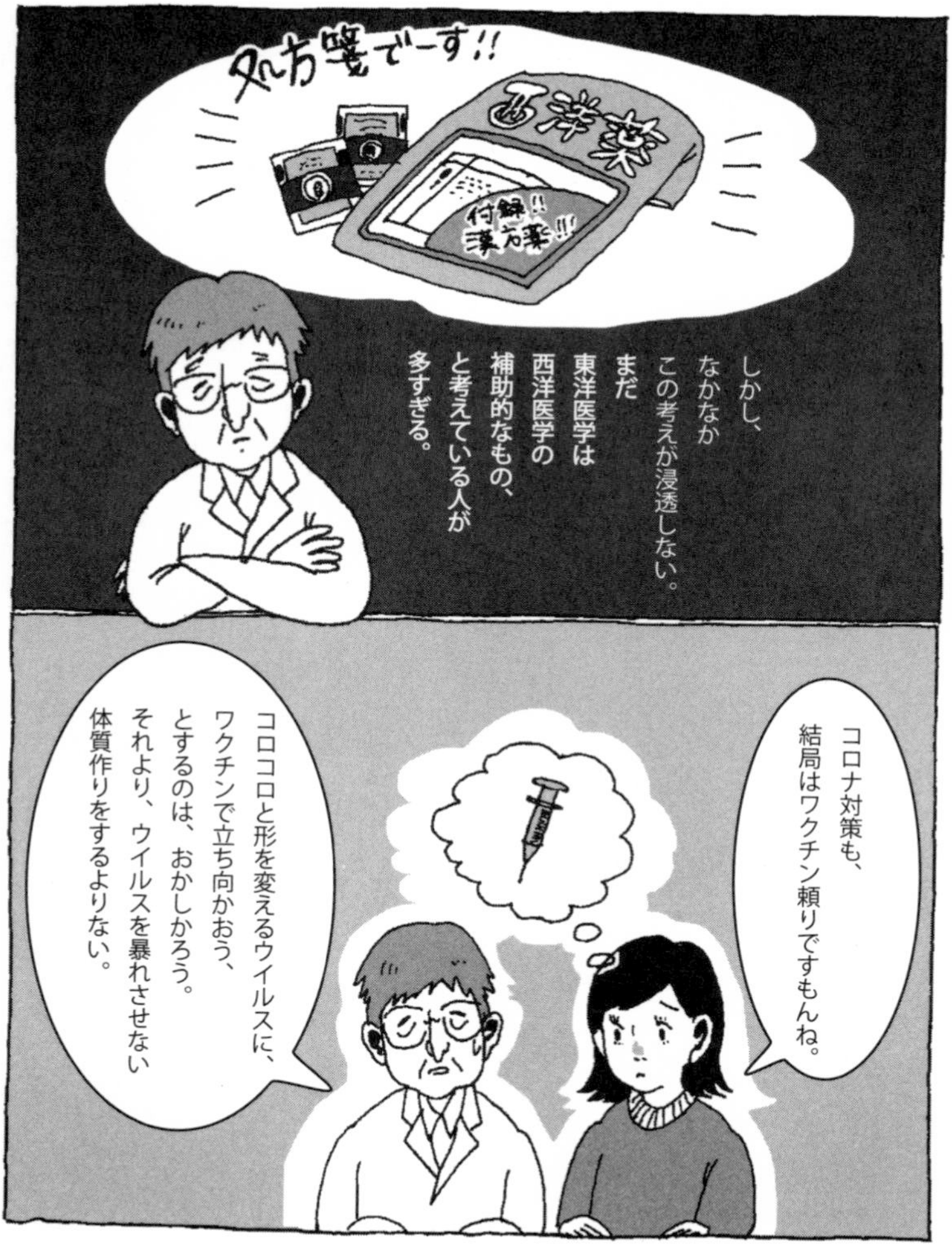
処方箋でーす!!
西洋薬
付録!!
漢方薬!!!
しかし、
なかなか
この考えが浸透しない。
まだ
東洋医学は
西洋医学の
補助的なもの、
と考えている人が
多すぎる。
コロナ対策も、
結局はワクチン頼りですもんね。
コロコロと形を変えるウイルスに、
ワクチンで立ち向かおう、
とするのは、おかしかろう。
それより、ウイルスを暴れさせない
体質作りをするよりない。

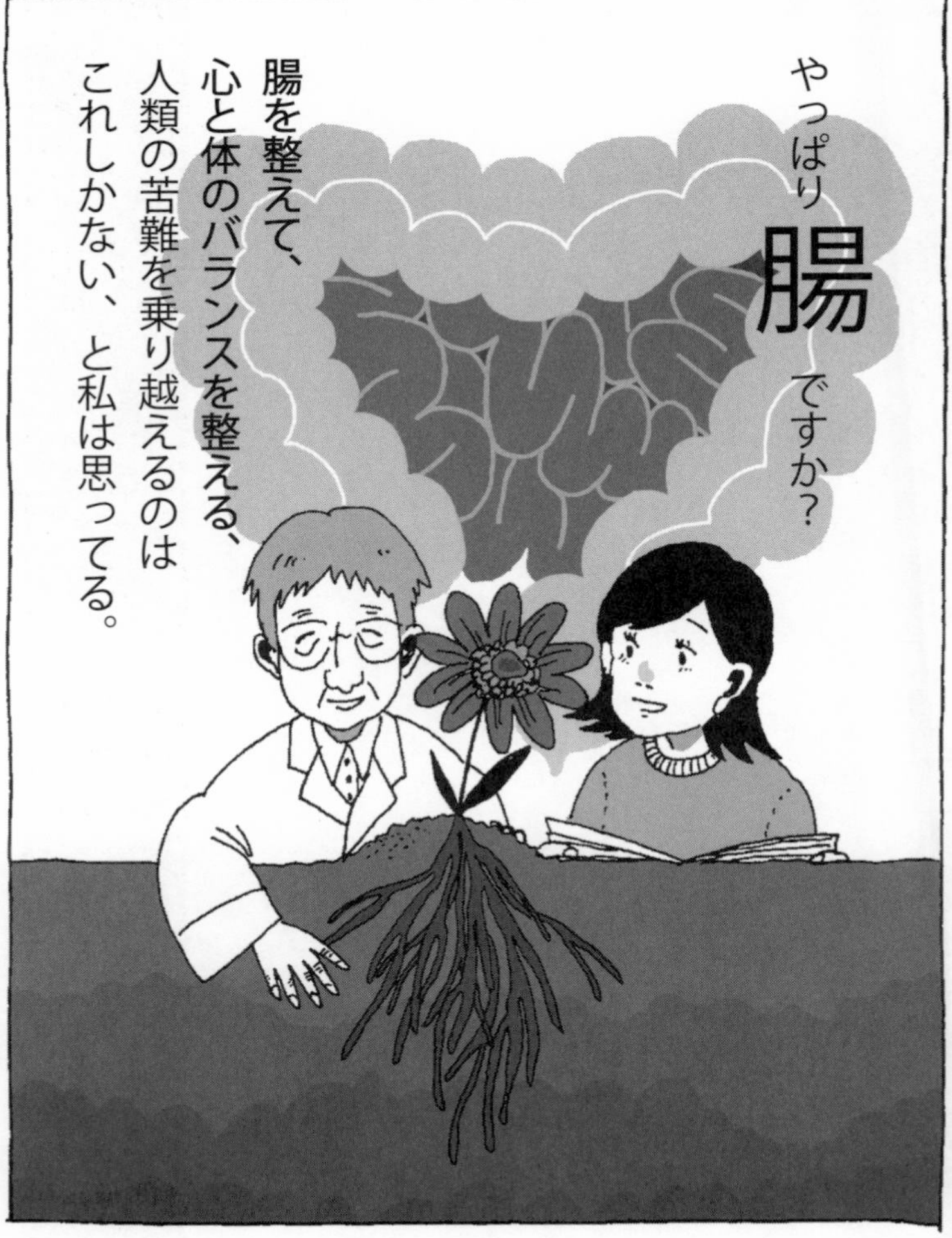
やっぱり腸ですか？
腸を整えて、
心と体のバランスを整える、
人類の苦難を乗り越えるのは
これしかない、と私は思ってる。

おわりに

西洋医学のお医者さんに、こう言われたことがあります。

「田中先生は、東洋医学が優れているとずっとおっしゃるが、では交通事故で骨折した時、東洋医学はどれだけ役に立ちますか？」

はい、西洋医学のようには役に立ちません。

繰り返しになりますが、得意分野が違うのです。東洋医学は、体全体のバランスを整える医学であり、西洋医学のように「骨折」や「風邪」「頭痛」など、症状やトラブルそれぞれに対応するようにはできてない。だからこそ、前にも書いたように漢方薬を西洋薬のように使うと、野球のボールでテニスするようなことになる。

「熱中症」に対する治療でも、違いは明らかです。西洋医学が、まず熱を冷やすのに主眼をおきますが、東洋医学では、体の表面の「表」の部分が熱く、内臓部分の「裏」の部分が冷えているなどのアンバランスを解消する治療を行います。

私がずっと言い続けて来たのは、この違いを理解して、うまく互いに補い合っていこうよ、ということです。西洋医学を撲滅させたい、なんてそんな意図は一切ありません。テレビなどのマスコミでも、ようやく東洋医学の特集番組などを組むようにはなってきています。ですが、どちらかといえば「鍼灸は体にいい」とか「太極拳は健康法として優れている」といったような、「健康情報」が中心です。

なかなか西洋と東洋の「哲学」の違いに言及するものには出会えません。

コロナウイルスに対して、西洋医学の哲学から生まれたのがワクチンでした。もちろんその存在は否定しない。それによって感染を防げる人はたくさんいるでしょう。ただ、誰にも有効な特効薬ではないし、次々と生まれる変種にどれだけ対応できるかはわからない。

ならばウイルスをやっつけるのではなく、彼らを大人しくさせて平和に共存していこうとする東洋医学の対処法も見直してみる価値はあるでしょう、と言いたいのです。

今後も、ますます新しいウイルス、新しい「難病」が登場するでしょう。西洋医学だけでそれに対処するのは、おそらく無理です。そしてそんな時、東洋医学も役に立ちます。

「東洋医学と腸の大切さを多くの人たちにもっともっと知ってもらう」

私は、16年前、そう思って『東洋医学考根論』という本を出しました。いわばそれが私の人生の中での、「目指すべき目標」です。

この目標に向かってまだまだ私は走り続けています。

ここで改めて、私の考えを世に広めようと、ずっとご尽力いただいている渡辺鉄夫さん、それにこの本の制作にあたっていただいた山中伊知郎さん、小野太久一郎さん、素晴らしいイラストを描いていただいたアメ リンゴさんに感謝をいたします。ありがとうございました。

令和3年4月

田中保郎

腸を診る医学
コロナに必要なのは東洋医学の「調整力」!?

2021 年 4 月 20 日　初版発行

著　者◆田中保郎

発　行◆(株) 山中企画
〒114-0024 東京都北区西ヶ原 3-41-11
TEL03-6903-6381　FAX03-6903-6382
発売元◆(株) 星雲社（共同出版社・流通責任出版社）
〒112-0005　東京都文京区水道 1-3-30
TEL03-3868-3275　FAX03-3868-6588

印刷所◆モリモト印刷
※定価はカバーに表示してあります。
ISBN978-4-434-28760-2　C0047

田中保郎の「腸」と「東洋医学」シリーズ

『よくわかる東洋医学考根論』

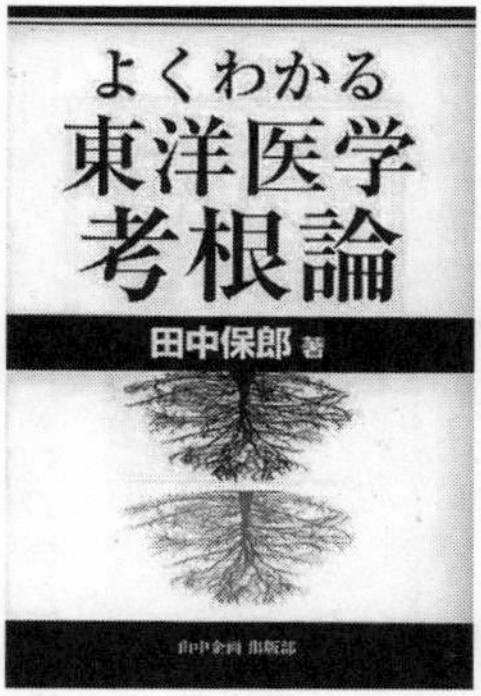

田中保郎・著

腸こそが「人間の体と心の根っこ」、「腸はまさに「ぬか床」と一緒」と言い切る田中が語った、考根論と腸に対する熱い思い！

ISBN978-4-434-18684-4 C0077
定価 1200 円＋税
発行 株式会社山中企画
発売 株式会社星雲社

『うつ・不眠も「腸」のケアで改善！ 家庭で出来る東洋医学考根論』

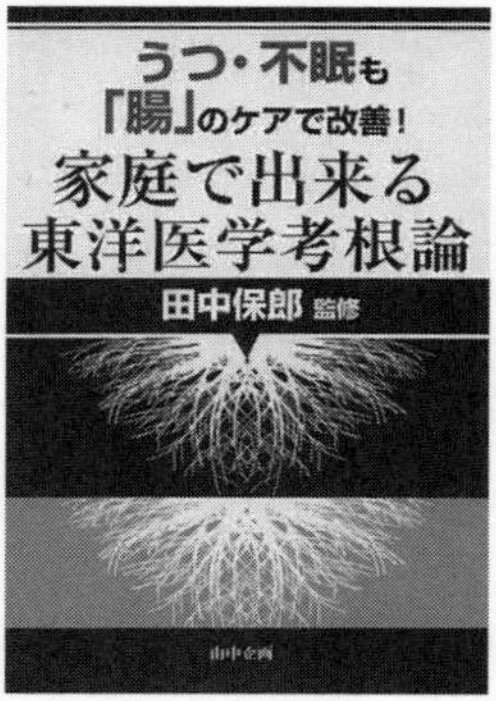

田中保郎・監修

ではいったい、「考根論」は日常生活の中でどう使い、どんなものを食べれば腸は元気になってくれるのか？

それをやさしく解説する。

ISBN978-4-434-19564-8 C0077
定価 1200 円＋税
発行 株式会社山中企画
発売 株式会社星雲社